はじめに

　我が国におけるファーマシーマネジメントの実用書も今回でシリーズ3冊目となる。本書は、前2冊と少し趣向を変え、ヒトのマネジメントに主眼をおいて構成を考えた。いまさら申し上げることではないが、「ヒト」は「モノ」や「カネ」などといった経営資源の中でも、その取扱いが最も難しいと感じておられる方も多いのではないだろうか。よく耳にするのは、人材育成は重要である、しかしその方法が分からない、参考書がないといった薬剤部門長の声である。そんなときに苦し紛れに手に取った「部下の育成法」や「人の育て方」といったいわゆるハウツー本を読んで、なるほどと思い勇んでいざ実践してみたら、これも期待した効果は得られなかったという経験はないだろうか。

　また、他施設の薬剤部門長の講演を聞いたり、気心の知れた別の病院の薬剤部門長に「こんなときどうしている？」と尋ねると、参考にはなるものの、いざ自分の組織に適応させると、何ら問題が解決しないといった経験はないだろうか。実は、こういった現象はごく当たり前のことであって、別の組織でうまくいったマネジメント手法は、構成員のキャラクターや文化の異なる自分の組織にそのまま当てはめても同じ効果が得られるといった保証はないのである。だからこそ、アッチの病院ではうまくいっている手法がウチの病院では使えないということは現実的に起こり得る。

　ただ、よく考えてほしいことがある。EBMにおいても「権威の意見」は最も推奨度が低く、参考程度にとどめ置くというのが妥当な判断である。したがって、このことはごく当たり前のことであって、耳触りのよいハウツー本や人の意見が、実用に耐え得るものが少ないのは当然のことであろう。そこで、本書では、人的資源管理や組織行動学、リーダーシップ論といった経営学におけるヒトのマネジメントに関する領域の学術書を参考に執筆、編集した。ただし、畑違いの学術論文や専門書は基礎から勉強していないと理解しにくいので、なるべくエビデンスを用い、正しい学説や理論を参考に病院薬剤部門に当てはめて、分かりやすく解説することを試みた。これまで実践してきた「ヒト」のマネジメントを振り返り、本書活用のポイントを見いだしていただければ幸いである。

　最後になったが、前書に引き続き、本書の企画から出版までご尽力いただいた学校法人医学アカデミーの高橋珠代女史にこの場をお借りして感謝申し上げる次第である。

2018年3月吉日

　　　　　　　　　　　執筆者を代表して
　　　　　　　　　　　日本経済大学大学院・教授
　　　　　　　　　　　ファーマシーマネジメント研究所・所長
　　　　　　　　　　　　　　　　　　赤瀬 朋秀

ファーマシーマネジメント **3**

薬剤部門における階層別人材育成の理論と実践

●執筆者一覧（掲載順）

赤瀬　朋秀	日本経済大学大学院／ファーマシーマネジメント研究所
植木　哲也	産業医科大学病院
荒川　直子	英国王立薬剤師協会（Royal Pharmaceutical Society）
井口恵美子	日本赤十字社 横浜市立みなと赤十字病院
山田　正実	社会福祉法人恩賜財団 大阪府済生会野江病院
矢嶋　美樹	一般社団法人上尾中央医科グループ協議会
舟越　亮寛	医療法人鉄蕉会 亀田総合病院
橋田　亨	神戸市立医療センター中央市民病院
千堂　年昭	岡山大学病院
猪田　宏美	岡山大学病院
三喜　明子	岡山大学病院
室井　延之	赤穂市民病院
樋本　繭子	赤穂市民病院
高瀬　尚武	赤穂市民病院
檀　和貴	赤穂市民病院
山田　雅也	社会医療法人三愛会 大分三愛メディカルセンター
吉冨　立樹	社会医療法人三愛会 大分三愛メディカルセンター
関根　寿一	医療法人社団緑成会 横浜総合病院
佐村　優	医療法人社団緑成会 横浜総合病院
内田　仁樹	医療法人社団緑成会 横浜総合病院
吉村　知哲	大垣市民病院
三岡麻千子	大垣市民病院
佐藤　透	社会福祉法人恩賜財団 済生会横浜市南部病院
深沢　貴志	社会福祉法人恩賜財団 済生会横浜市南部病院

目次

PART 1　病院薬剤部門における人材育成

病院における薬剤部門の組織管理と人材育成に関する知見 …………… 10

PART 2　階層別人材育成の具体的な手法

生涯の仕事としての病院薬剤師を志した若者へのメッセージ
―薬剤師のキャリアパスを考える ………………………………………… 30

薬剤師の職能開発とコンピテンシー ……………………………………… 34

事例1　階層別人材育成
病院薬剤師における教育ラダー …………………………………… 38

事例2　ミドルマネジャーの育成
病院薬剤部門におけるミドルマネジャーの責務と心構え …… 44

事例3　ナンバー2の育成
病院薬剤部門組織における参謀学
―薬剤部門におけるナンバー2の責務と育成 ………………… 48

事例4　マネジメント層の育成
薬剤部門のマネジメント層に求められるコンピテンシーと
リーダーシップ ……………………………………………………… 52

事例5　病院トップマネジメント補佐の育成
病院トップマネジメント補佐の役割とコンピテンシー ……… 58

PART 3　薬剤部門における人材育成と組織目標達成

事例1　岡山大学病院
大学病院で働く薬剤師の責務を果たす薬剤師の育成 ………… 64

事例2　赤穂市民病院
チューター制度の導入による新人教育制度の構築
～前年度の反省を生かして～ ……………………………………… 66

事例3　社会医療法人三愛会 大分三愛メディカルセンター
基本的臨床医学知識の習得を目指した基礎講習 ……………… 68

事例4	医療法人社団緑成会 横浜総合病院	
	OJT、Off-JTの活用による臨床薬剤師の育成	70
事例5	大垣市民病院	
	「チーム制」と「見える化」による人材育成	72
事例6	社会福祉法人恩賜財団 済生会横浜市南部病院	
	ミドルマネジャーの自立支援	74

索引 …… 77

PART 1
病院薬剤部門における人材育成

PART 1

病院における薬剤部門の組織管理と人材育成に関する知見

ファーマシーマネジメントにおける人材育成の重要性

　本書の主題であるファーマシーマネジメントは、いままさにムーブメントを起こす初動の段階であるといえよう。2016年（平成28年）に京都で開催された第26回日本医療薬学会年会において、シンポジウム「ファーマシーマネジメントの理論と実践～拡大する薬剤業務を計画的に実行するための手法を考える～」の企画が採択され、大勢の参加者を得て好評のもとに終了した。稿を起こすにあたって、この企画の段階から携わっていただいた筆者の病院勤務時代の上司であり、恩師でもある加賀谷肇教授（明治薬科大学臨床薬剤学教室）が総括した言葉から、ファーマシーマネジメントに対する先生の思いをまずは紹介したい（表1）。

表1　シンポジウムを総括した加賀谷肇教授の言葉

> 　日本の病院薬学は、TDMやDI、そして現在のチーム医療へと関心事は変遷をたどっておりますが、軸がないといつも感じておりました。そのことを私は、イントロのところで申しあげましたように28年前から感じておりました。米国で薬剤部長は職能ドクターとしてのPharm D、そしてMBAを有している。日本でもMBAを有する薬剤部長が、経験則や人脈だけでなく病院のマネジメントに裏づけのある知識とスキルをもって参画するような風土をつくらないといけないと熱望したのを昨日のように思い出します。
> 　くしくも、そのとき病院薬剤師の職を辞して日本大学のビジネススクールに行くと宣言した若者がおりました。口幅ったい言い方をすれば、私は坂本龍馬と初めて出会った勝海舟のような気持ちでこの若者の前途を見守りたいと思いました。
> 　その後のことは、皆さんもご存知ですが、まさに**明治維新を彷彿させるシンポジウム**をそれぞれのシンポジストがそれぞれの病院・規模の立場でプレずに、一人ひとりがとても見識のある、そしてちょっぴりのユーモアとエスプリをいかんなく発揮いただいたのが今回のシンポジウムだったのではないかと総評しております。このセッションの必要性をまずは①医療薬学会で多くの方に上申してもらい、常置セッションにもっていくように働きかける。②日病薬の常置委員会として上申する。さらには、③研究会発足、学会にまで成長させる。この事柄は、次世代を担う先生たちの使命ではないかと世代交代のバトンを渡す立場から申しあげさせていただきます。**日本の薬学は専門性の追求だけでは危うく、もっと人に目を向けないと、そして人を育てることに力を注がないと真のプロフェッショナル**にはなれないと思います。これが次世代を担う先生方に私から贈る言葉です。（原文のまま掲載）

この総括の最後のくだりの「人を育てることに力を注がないと真のプロフェッショナルにはなれない」という記述に注目いただきたい。すなわち、病院薬剤部門のマネジメントを実践するにあたり人材育成の重要性をご指摘いただいた形になるが、いみじくも本書のメインテーマは、病院薬剤部門における「ヒト」のマネジメントである。

　今後、病院薬剤部門の行く末は厚生行政のみならず、さまざまな外部環境の影響を受ける。そのような時代の流れに翻弄されることなく、ぶれずに1本筋の通ったマネジメントを実践するためには、これまでとは異なった知識やスキルをもつ人材育成が急務である。古くから、ヒト・モノ・カネは経営の三大資源といわれている。現在は、ここに「情報」と「技術」を加え、経営に必要な5つの資源という解釈が一般的である。病院薬剤部門に置き換えれば、ヒト＝薬剤師、モノ＝医薬品、カネ＝診療報酬や医薬品関連費用、情報＝医薬品情報、技術＝広義の調剤技術とでも置き換えることができようか。こういった経営資源がファーマシーマネジメントの対象ということになる。今回は、これらの経営資源から、特に「ヒト」や「組織」及びそのマネジメントの考え方について解説していきたい。

病院薬剤部門における組織管理の第一歩

　筆者の手元に1冊の本がある。1991年（平成3年）に薬業時報社（現 じほう）より発刊された『医薬品使用の基礎と実践』という成書で、筆者が大学卒業後に病院研修生を経て就職した北里大学病院の当時薬剤部長であった朝長文彌名誉教授（北里大学）の著書である。今から四半世紀前に出版されたこの成書の発刊は、当時華々しく始まった薬剤師の病棟業務が全国的なムーブメントに発展してきた時代背景を象徴しており、この中に書かれていることが基盤となって現在の病棟薬剤師業務に昇華されているといっても過言ではなかろう。いまや、病棟に薬剤師が常駐するのは当たり前の時代であるが、当時は薬剤師の業務が調剤室と医薬品管理倉庫の中で完結していた時代で、薬剤師による入院患者へのサービスを生み育てる努力は相当なものであったと推察される。

　さて、薬剤部門における組織管理を解説するにあたって、まずは当該書籍における記載を紹介したい。病院薬剤師業務のパラダイムシフトを引き起こすような一大事業を実践するにあたり、最初になすべきこととして「薬剤部長の決意」、「薬剤部員の意識改革」という記載（図1 Step I）がある[1]。すなわち、組織を率いて新しい事業を始める際に重要なことは、「リーダーシップ」と

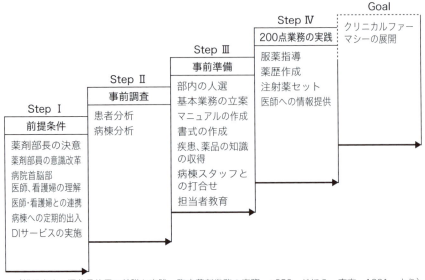

(朝長文弥：医薬品使用の基礎と実践―臨床薬剤業務の実際, p259, じほう, 東京, 1991. より)

図1　病院薬剤部門における意識改革とリーダーシップ
※単語などは当時使用されていたものを原文のまま掲載

「組織管理」であるということである。当時、先進的な取組みとして始まった業務は、瞬く間に全国の病院に拡大し、その後診療報酬改定の影響も相まって多くの医療機関で定着が実現された。現在、このような臨床薬剤業務は、専門資格や認定を取得した薬剤師によってさらなる高みに達し、約30年前に現れた1人の傑出した人材によるリーダーシップと組織管理の結果生まれたといってもよいだろう。では、今後、次世代を担う病院薬剤師におけるヒトや組織のマネジメントはどうあるべきなのであろうか。以下、経営学で学ぶ古典的理論や最近の研究の潮流から解説する。

組織管理に関する理論と医療現場への導入

　まずは、古くから知られている「ヒト」に関するいくつかの学説や理論について解説したい。ここでは、これまでに経営学の領域で取り上げられてきた主要学説について、便宜上、組織管理、組織と個人の関係、モチベーションの3つの分野に焦点を当てることにする。なお、こういった領域の研究成果は膨大なものであり、ここで紹介する学説や古典的理論は、そのごく一部であることをあらかじめお断りさせていただく。

(1) テイラーの科学的管理[2,3]

　科学的管理に関する初期の代表的な学説にフレデリック W. テイラーによる管理論がある。当時、テイラーが問題視したのは従業員による怠業であり、特に従業員同士が示し合わせて、実際は手を抜いているのに相当の早さで作業をしているかのように経営者に思わせる組織的怠業であった。現代の我が国の医療業界には、こういった組織的怠業が見られることは極めてまれであると思うが、1800年代後半の米国の工場にはこういった現場が多かったとしている。こういった問題を解決するために考案されたのが、作業の科学的分析とそこから導き出された従業員のための業務基準や業務遂行のための計画である。すなわち、現在でも応用されている工程表や工程管理に通ずる考え方であろう。このことをタスク（task）とよび、「作業の科学的な分析の結果設定された、標準的な作業条件の下で労働者が1日に達成することができる（達成すべき）最大限の作業量」と説明している。医療現場を振り返ってみると、例えば病床数や患者数に応じた業務量の目安というものが明確に定められており、我々の身の回りにもこういった考えに基づいた組織管理がなされていることに気づく。

　さらに、テイラーは、知識の集約に関しても言及しており、作業に関係する最適の工具、方法、動作についても確定をし、作業のモデルとなる優秀な従業員の作業時間を測定し、それを集約した上で従業員の訓練や教育を行うなどを試みている。その上で、課業を達成した従業員には高い賃率を、達成できなかった従業員には低い賃率や適用する制度をつくり出し、現在でいうところの成果主義に近いシステムを導入した。テイラーが発信した科学的管理は、後に多くの民間企業などに普及していったが、同時に労働組合が次第に警戒心を強め、政治問題にまで発展することになる。現代の日本の医療現場においては、経営者と労働者の激しい対立構造は生まれにくい環境にあると思うが、一方では医療従事者の責任感や使命感に強く依存した労働体系は今後見直される可能性もある。テイラーの科学的管理は、後述するマグレガーやハーツバーグの理論にも生かされており、全体の流れを理解する目的で最初にテイラーの科学的管理を紹介した。

(2) マグレガーのXY理論[4]

　D. マグレガーの理論は、経営者と従業員の関係性が、経営者による権限至上主義から経営者-従業員間における相互依存の関係に変化してきた時代に提唱された。「X理論」とは生理的欲求や安全欲求を強くもつ人間の行動モデルを指し、例えば、①普通の人間は本来仕事が嫌いである、②強制・命令・処罰

などで人間をコントロールしなければ組織の目標は達成できない、③普通の人間は責任を回避したがり安全を望む、といった意味合いを含んでいる。すなわち、X理論による管理とは「アメとムチ」による統制であり、組織の目標達成には個人に対する賃金、罰則などによって外的にコントロールを課すというものである。今日の医療機関における組織管理においても、賞与査定のメリハリや職務規定や就業規則に対する違反行為にペナルティを設けるなどという形でエッセンスが取り入れられているが、専門職集団における組織管理という面で考えるとX理論が全てではないことは明らかである。

一方、「Y理論」の主軸となる考え方の一部を紹介すると、①外的コントロールと処罰の脅威が組織目標達成の唯一の方法ではない、②自分が参加している組織目標を達成するために自分で方向づけや制御を行う、③組織目標達成に対する個人参加の程度はそれを達成することによって得られる報酬―特に自己実現欲求の充足度に比例する、といったものである。すなわち、Y理論による管理とは、従業員の自己実現や成長の欲求と組織における目標達成の両者を満たす管理であり、従業員による目標設定、職場の自主管理、自己啓発、参加制度が重視されている。

マグレガーの理論は、医療現場における組織管理の場面でよく見られる「病院全体の目標は○○である。各部門ではこの目標を達成するためにどのような努力をしたらよいか決めてほしい」といったケースに整合するものである。さらに、部門の目標における重要なポイントとして、「従業員のアクションに直結する具体的な目標であること」、「目標設定にあたって従業員の参加を認めること」、「目標達成の過程において必要と思われる権限を与えること」を挙げている。Y理論に基づく管理は、基本的に従業員が自立した自己実現人であることが前提とされており、上司による強制的なノルマの押しつけや専制的管理はなじまないとされている。我が国においても、研究開発部門や営業部門など非定型的な職務従事者などに対する動機づけの手法として注目されたこともある。

(3) ハーツバーグの動機づけ・衛生理論[5,6]

フレデリック I. ハーツバーグは、職務満足または職務不満の要因と、それら要因の欠如や改善がどのように人間の行動に影響するか説明している。すなわち、「職務満足」は、達成感、達成したことに対する承認、仕事そのもの、責任度、昇進、成長感といった「内的要因」から生じ、「職務不満」は、会社の方針と管理、監督方法、同僚との人間関係、給与、労働環境、職務保障といった「外的要因」から生じると主張した。このように、職務満足をもたらす

表2 衛生要因と動機づけ要因

	欠如	改善
衛生要因：外的要因 （組織の方針、同僚との人間関係、給与、労働環境などの仕事の環境）	不満	不満防止 満足にはならない
動機づけ要因：内的要因 （仕事そのもの、達成感、承認、昇進などの仕事の内容）	不満にはならない	満足

（文献5、6より作成）

のが成長創造的な「動機づけ要因（内的要因）」であり、職務不満をもたらすのが苦痛回避的な「衛生要因（外的要因）」として捉え、職務に対する満足と不満が別々の要因から派生していることを明らかにした。衛生要因は、仕事の環境に関係し、その欠如は不満の原因となるが、その改善は不満を防止することはあっても満足をもたらすことはない。一方で、動機づけ要因は仕事の内容に関係し、その改善は満足をもたらすが、それが欠如していても不満は抱かないとしている（表2）。

すなわち、日常の業務から不満の原因となる特徴を取り除いても、満足感を与えるとは限らないということであり、日常業務における部下の管理を考える際に陥りがちな勘違いを整理する際に役立つ。例えば、給与が低い職場の場合には金額を上乗せしたり、人間関係がよくない職場の場合には異動をさせても、不満の防止にはなるが従業員の満足にはつながらない。一方で、仕事そのものに対する満足感は低くとも、不満の原因にはならず、その仕事を改善することにより満足度が得られるということになる。ハーツバーグは、職務充実を実現させる原則として、①責任感と達成感を増進するための仕事に対する説明責任、②達成感とその承認を高めるための追加的権限・仕事の自由度、③成長感と学習のためのチャレンジングな課業の導入を挙げており、こういった考え方は現代のエンパワーメントの考え方と類似している[6]。

厚生労働省が2014年（平成26年）に発表した「第1回看護職員需給見通しに関する検討会」（平成26年12月1日実施）の資料によると、看護職員の離職の要因として結婚や出産・育児といった事情が上位に挙げられているが、これ以外の要因として、「人間関係がよくない」、「超過勤務が多い」、「給与に対する不満」といった理由が目立つ。すなわち、看護職員の離職の要因となっているのは衛生要因であり、この欠如が離職につながっていることになる。しかし、これらを改善しても満足にはならず、例えば、手当を上乗せしたところ

で不満の防止には役立つが、職務における満足度が向上することはない。しかし、同じ資料において、現在の就業先で勤務を継続している理由として上位に挙げられているのは、「勤務形態が希望どおり」、「同僚との関係がよい」といった衛生要因の改善による不満防止の影響が大きい。すなわち、看護師の離職を防止するためには、満足の向上より不満の防止が重要であるといえる。ただし、「教育・研修が充実している」、「キャリアプランに不安がない」といった動機づけ要因も少数ながら挙げられており、動機づけ要因の満足が満足度向上へ、その結果が勤務の継続につながっているという解釈もできる。

　一方、薬剤部門におけるヒトの管理に目を向けてみたい。例えば、〇〇専門薬剤師の処遇に関する議論を耳にする機会は多いと思う。彼らの満足度を上げるために、薬剤部門長が苦労して手当ての新設を上申したとしても、手当そのものは衛生要因であり、不満防止にはなるが満足にはならない。しかし、当該専門資格を生かす職場に配置することにより、動機づけ要因は改善され当人の満足度向上につながる。ただし、同一の専門資格を有する複数の薬剤師がいて、かつ当該部署の人員が制限されている場合は、選出に漏れた場合でもローテーションを定期的に実施するなどの対策により不満にはならないことになる。職員の不満に耳を傾け、何とか不満を取り除こうと尽力した経験は薬剤部門長なら1回ぐらいはあると思う。しかし、いわゆる「ガス抜き」だけでは満足につながらないので、職員の達成感や承認に関しても配慮することによって初めて職員の満足度を上げることが可能となる。薬剤部門における組織管理で日常的に見られるこのようなシーンもハーツバーグの理論によって説明することが可能である。

病院における組織の形態と経営管理

　病院における組織管理上の課題として、「縦割りの専門職集団」ゆえの「コミュニケーション不足や縄張り意識」、「専門性が細分化、高度化」してきており、「透明性が低く意思疎通が弱い」など、こういったことを感じておられる薬剤部門長も多いのではないだろうか。一方、チーム医療の必要性、重要性が多方面から指摘されており、医療現場における多職種による協働が実践されつつあり、医療現場の実情に合わせた形の小規模組織の運営が実践されている。すなわち、職員が職種または職域上の組織と、実際の運用上の組織の両方に同時に所属しているという事例が多く見られてくる。このような組織をマトリクス型組織（**図2**）とよび[7]、職員は所属部門の上司と業務遂行にあたっての

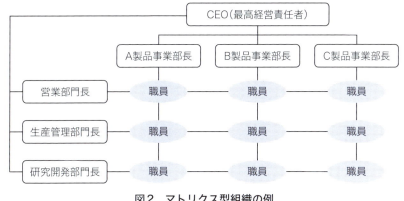

図2　マトリクス型組織の例

リーダーによる二重支配を受けることになる。このような組織において、その交点で仕事をする職員は、常に複数の管理者の指示を仰ぐことになり、両者の言い分のプライオリティを考えながら仕事をすることになる。そこには、精神的なストレスや、仕事上の葛藤も生まれる[7]ことから、運用面における難しさも指摘されている。また、系統間の調整や対立が生じ、結果として意思決定や戦略実行に遅れが生ずる可能性がある[8]。したがって、マトリクス型組織を運用するには管理者同士の十分な話し合いやコミュニケーションが必要であり、部下の置かれた立場を十分に理解した上で組織を運営しなければならない。

　病院薬剤部門においても、日常業務の中でマトリクス型組織で業務を遂行していることが多い。例えば、病棟業務と中央業務との調整という日常的な課題においては、職員は調剤が繁忙する時間帯と病棟における業務の流れに折り合いをつけるスキルが求められ、薬剤部門長は病院における全体的な流れを把握しながら自身の部門の管理・運営をすることが求められている。山城[9]は、医療機関においてマトリクス型組織がある実態を1980年（昭和55年）の時点で既に紹介している（図3）が、医療におけるマトリクス型組織における課題は未解決のものが多く、有効な解決策は講じられてこなかったように思える。さらに、今後は医療の在り方が施設完結型から地域完結型へと移行していくにつれ、今度は地域における他の事業体に勤務する医療従事者などとの協働が求められてくると、組織管理はさらに複雑化、困難化する傾向になる可能性もある。

　現在、薬剤部門における「ヒト」の管理は、採用から初期教育、部門におけるOJT（on the job training）から日常の労務管理まで、部門管理者である薬剤部門長の責任の下で日常の業務を実践する。一方で、病棟業務を担当する薬

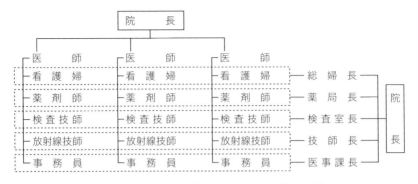

(山城章:ノン・ビジネス経営の構築, p304, ビジネス教育出版社, 東京, 1980. より)

図3　医療におけるマトリクス型組織の例
※単語などは当時使用されていたものを原文のまま掲載

剤師は、日常業務の中で看護師長など病棟管理者や医師など医療チームのリーダーの下で日常業務を実践することになる。すなわち、現場の薬剤師は日常業務を実践するにあたって複数の上司（あるいはリーダー）による二重支配を受けることになり、担当病棟や参加する医療チームの数だけ指揮系統が増えてくる。過去、調剤室や医薬品管理倉庫など薬剤部門内で仕事が完結していた時代には、こういった問題が表面に現れることはなかったが、薬剤師の業務がより臨床にシフトすることによって、しばしば問題点として指摘されるようになってきた。このような課題を解決するには、個々の組織における管理者同士のコミュニケーションと、上司−部下の緩い結びつきが必要になると考えられる。

　ただし、マトリクス型組織にはメリットも多い[7]ことが知られており、例えば異なる専門職同士が直接頻繁に接触できるので、よりよいコミュニケーションが可能となり、柔軟性も増してくる。また、二重の指揮系統があることにより、各部門のスタッフが自分たちの狭い守備範囲を守ることに熱心なあまり、組織全体の目標が二の次になってしまう傾向を抑えることも可能である。さらには、非常に高度専門化されたスキルをもつ個人が１つの職能部門に限定されず複数の組織に提供されることになり、優れた人材の活用という面では事業体全体にメリットが生じることになる。すなわち、優れた人材の能力やスキルを病院全体の財産として活用できるということになる。例えば、最近それぞれの国家資格に加えて○○専門や○○認定といった有資格者が院内に見られるようになってきたが、こういった資格は自身の職能の高度化や専門化以外にも院内における特定のシーンでの活用を意識しているであろう場合も多い。例えば、

一般社団法人日本医薬品情報学会が認定している医薬品情報専門薬剤師は、薬剤部のDI室の機能拡大や医薬品情報活用の適正化に貢献することで薬剤部門における業務の適正化に貢献しているといえる。一方で、病棟に常駐している薬剤師の後方支援機能を兼ね備えていると考えると、その守備範囲は全病院となり、1人の高度専門人材の知識やスキルを病院の財産として活用することにつながっている。薬剤部門長は、このようなマトリクス型組織におけるメリットとデメリットを十分に理解した上で、人材活用の効果を最大化することも検討すべきであろう。

組織管理とリーダーシップ

リーダーシップとは、集団に目標達成するよう影響を与える能力である[5]。これまでに報告されてきたリーダーシップに関する研究は膨大であり、ウェブ上で「リーダーシップ」に関する参考書籍を探すと相当数の書籍がヒットしてくる。その中には、学術研究の成果をまとめたものから、根拠に乏しいハウツー本のようなものに至るまでさまざまである。本項では、まずリーダーシップ研究の流れについて簡単に解説し、その中から病院薬剤師業界の特性を踏まえた上で参考になる理論のみを紹介したい。

(1) 特性理論・行動理論

リーダーシップに関する研究は、1900年代に遡り、この時代の研究はリーダーの特性（性格や個性といった特質）に着目した特性理論や、次いでリーダーに固有の行動について明らかにしようとする行動理論であった。行動理論に類する研究として、よく知られているのが三隅[10]のPM理論である。

〈三隅のPM理論〉

三隅は、リーダーシップは目標達成行動（performance）と集団維持行動（maintenance）という2つの要素から構成されるとした上で、この2つの行動の大小により2×2のマトリクス（図4）を作成し、リーダーの行動特性を説明している。すなわち、目標達成行動（P）とは、目標設定や計画立案、部下を率いて組織の目標を達成させる能力であり、集団維持行動（M）とは、人間関係を良好に保ち集団を維持する行動であり、この双方の行動に優れたリーダー（PM）が理想であると提唱した。

(2) 条件適合理論

しかしながら、リーダーシップは、特性や行動で明確化できるものではなく、もっと複雑な要因が関係していることが徐々に分かってきた。すなわち、

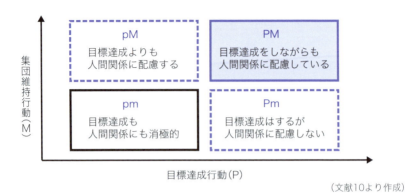

図4　PM理論による理想のリーダー

リーダーシップとは、リーダーの行動のみで決まるものではなく、リーダーを取り巻く環境や、組織の構成員などによってリーダーシップ行動を変化させるという条件適合理論へと発展していった。この条件適合理論の代表的なものを以下に紹介する。

〈フィードラーのリーダーシップ論〉[11, 12]

フレッド E. フィードラーは、その理論の中で、①リーダーとフォロワーの関係（部下がリーダーに対して抱く信用、信頼の度合い）、②業務（タスク）の構造（部下の職務範囲が明確に定義されている度合い）、③リーダーの影響力（雇用・解雇・懲戒・昇進・昇給などのパワー変数に対してリーダーがもつ影響力の度合い）の3要素によって、それぞれ好ましい状況、普通の状況、好ましくない状況の3種類に分類した。その上で、それぞれの状況によって有効に働くリーダーシップが異なることを提唱している。すなわち、極めて好ましい状況と極めて好ましくない状況においては、タスク志向型のリーダーの方が人間関係志向型のリーダーより高い業績を上げる傾向にあると結論している。また、普通の状況においては人間関係志向型のリーダーを指名した方が有効であるとしており、このことは、状況に最も適したリーダーを選択することが重要であるという示唆を含んでいる。

〈R. ハウスのパス・ゴール理論〉

近年、最も支持されているリーダーシップ論の1つに、R. ハウスが提唱したパス・ゴール理論がある[5]。この理論の本質は、フォロワーの目標達成を助けることはリーダーの職務であり、目標達成に必要な方向性や支援を与えることは組織の全体目標にかなうとされている。パス・ゴールとは、リーダーは道

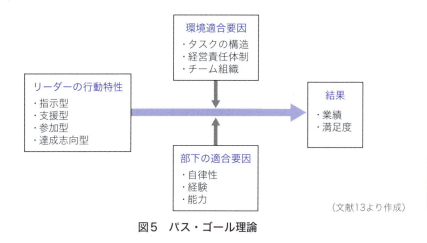

図5　パス・ゴール理論

筋（パス）を明確に示して、従業員の業務目標（ゴール）達成を助けるという役割分担とそれぞれの責務に由来しており、図5にその模式図を示す。パス・ゴール理論では、まずリーダーの行動特性を指示型、支援型、参加型、達成志向型の4つに分類し、それぞれが適合するパターンを示している。すなわち、リーダーの支援型行動は、部下が自信をもてないときに適合し、指示型行動はあいまいな業務に適合し、目標とその結果に対する報酬までの道筋を明確に示すことにより部下の意欲を高めることができるとしている。また、達成志向型行動は定型の業務に適合し、参加型行動は報酬が固定的な場合に部下の期待を把握し、直接的な報酬以外の魅力的な報酬を加えることで部下の意欲を高めるとしている[13]。

(3) コンセプト理論

このような条件適合理論を前提としながら、ビジネス環境や組織・メンバーの状況に応じてさまざまなパターンにおけるリーダーシップの在り方を具体的に落とし込んでいったのが、コンセプト理論である。安部[14]は、リーダーシップの型がどのような状況に適合するか具体的に示している（表3）。これに従って考えると医療現場においてチーム医療を実践する場合はEQ型のリーダーシップを選択すべきであり、また薬剤部門内における業務改善や調剤室のレイアウト変更などの場合にはファシリテーション型が適していることになる。ただし、1人の管理者がそれぞれの型を使い分けることは難しいので、シーンに合わせてそれぞれに適したミドルマネジャーを任命し、薬剤部門内の事業についてワーキンググループやプロジェクトといった構造にすべきであろ

表3　コンセプト理論によるリーダーシップの相違点

リーダーシップの型	特徴	適する場面・状況
カリスマ型	・ビジョンを示す ・リスクをとる ・環境を現実的に評価する ・メンバーを理解しニーズや感情に対応する ・並外れた行動をとる　など	創業期、組織の危機的状況、事業拡大期
変革型	・組織内の危機感を醸成する ・ビジョンを構築する ・変革チームを中心にメンバーの自発的な行動を促す ・早い段階で小さな成功をもたらす	組織改革が必要なとき
EQ型	・自己の感情の理解 ・自己の感情のコントロール ・他者の感情の理解 ・他者の感情への働きかけコントロール	チームワークが必要なとき
ファシリテーション型	・多くのメンバーの意見や情報を引き出す ・リーダーの地位や権威によるポジションパワーはあまり使わない	メンバーの自主性を引き出したいとき
サーバント型	・リーダーはメンバーに奉仕、サポートする ・顧客満足度を向上させ、ビジネスを好循環させる	サービス業、IT産業など

（文献14より作成）

う。その上で、それぞれのワーキンググループやプロジェクトごとに適切なリーダーを部下から選択し、ある程度の権限を委譲した方が理論的には適正に事業を遂行することが可能となる。H. ミンツバーグ[15]は、有能なマネジャーに求められる資質として、献身的姿勢、率直さ、振返りを重んじる姿勢、豊かな人脈、思慮深さ、賢明さ、愛嬌などとともに、洞察力、人々を鼓舞する力などを挙げている。このようなプロジェクト型の業務を任せる際に、部下が「やらされ感」ばかりを感じないよう、誰を選択するか思慮深く洞察し、上手に気持ちを鼓舞させることが業務を円滑に進めるポイントとなる。

人材育成とモチベーション

産業能率大学が毎年4月に新入社員セミナーに参加した社会人を対象に実施している「理想の上司」という調査がある。結果[16]に関しては、同大学のホームページに掲載されているので、関心があったらご参照いただきたいが、最近の調査結果から若い世代の上司に対する思いや好みが見えてくる。同調査では、理想の上司として選択した理由に関する設問もあり、2017年度（平成29年度）の調査で上位入賞した「理想の上司」が選択された理由を表4に示す。

表4 理想の上司の条件

順位	理想の男性上司　主な理由	理想の女性上司　主な理由
1位	・熱心に後輩に向き合ってくれそうだから ・部下のことをいつも応援してくれ励ましてくれそうだから	・優しそうで、一緒に仕事がしたいと思う上司 ・丁寧に後輩を指導してくれて面倒見がよさそうだから
2位	・愛のある説教をしてくれそうだから ・相談したら適切なアドバイスをしてくれそうだから	・後輩の指導に熱心だから ・輝かしい成績と挫折の両方を経験されているので
3位	・優しさと厳しさの両面をもっており、頼りになるから ・**仕事に対する姿勢を見ているだけで参考になり、尊敬できるから**	・話に筋が通っていて、上司だったら頼もしいと思うから ・厳しく、物事をはっきり言ってくれるイメージがあるから

（文献16より作成）

　この調査結果から見えてくることは、最近の新入社員の好みは、「（自身のために）〇〇〇してくれる上司」を好ましく感じる傾向にあり、上司の背中や仕事に対する姿勢を見て自らの理想とするケース（表4の太字部分）が少ないということである。すなわち、ある程度の年齢以上の管理職が新入職員時代に経験した「仕事は説明されないでも先輩から盗むものだ」とか、「上司の背中を見て成長しなさい」といった価値観は、昨今の新入社員に通用しないということを前提に行動することが重要である。このような調査結果から、ちまたでよく耳にする「説明されていないからできません」とか、「聞いていなかったからやりません」といった新入職員の反応の理由を読み取ることができる。昨今の部下育成にあたり、自身の経験則がほとんど通用しないと感じている薬剤部門長も多いと思うが、その原因は世代間の考え方に格差があること、いわゆるジェネレーションギャップに起因しているといって間違いないだろう。しかし、だからといって、根拠に乏しいハウツー情報を組織管理や部下の育成に活用しても思ったような効果が得られないことも少なくない。

　例えば、「褒めて伸ばす」という言葉を耳にしたことのある方は多いと思うが、最近の論調をみると「褒めること」の効果が疑問視されることも多く[17]、短絡的に部下の指導に応用しても十分な効果が得られない場合もある。いわゆるコーチングの手法においては、「褒める」は、ただ褒めるというだけではなく、「承認する」や「存在を認める」といったニュアンスも包含する。にもかかわらず、耳触りのよい「褒めて伸ばす」のみが独り歩きして誤った活用をしている人が多いのではないだろうか。国立青少年教育振興機構の調査[18]に基づいて、新聞報道された記事〔読売新聞，2017年（平成29年）5

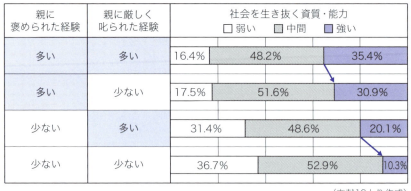

図6 「褒めて伸ばす」に関する解釈

月4日朝刊）の見出しが、「褒められた子　へこたれない大人に」と紹介されていた。すなわち、新聞では、調査結果（図6）について、親に褒められた経験が「多い群」と「少ない群」の単純な比較について、社会を生き抜く資質・能力が強いとしている。しかしながら、親に褒められた経験が「多い群」、「少ない群」のいずれも、厳しく叱られた経験が少ないと、社会を生き抜く資質・能力は弱い傾向にあるという解釈も可能である（図6の青矢印）。すなわち、「褒める」と「叱る」を適切に実践することによって、社会を生き抜く資質・能力が強くなる傾向にあるという解釈が正しいのではないだろうか。

「褒める」、「叱る」に関して、よく耳にする指南はこれ以外にもある。例えば、「褒めるときはみんなの前で、叱るときは1対1で」といったやり方も1回ぐらいは耳にしたことがあると思う。しかし、こういった聞こえのよい指南に関してもよく考えてから実施すべきである。みんなの前で褒められると、当の本人はよい思いをするかもしれないが、聞いている部下の中に「自分もそれぐらいのことはしている」と感じる職員はいないだろうか。そういった思いをしている職員は、「なぜ自分は同じことをしているのに褒められないのか」とか、「（薬剤部門長は）自分がしている仕事をよく見てくれていない」といった負の感情をもつかもしれない。その結果、組織のパフォーマンスが落ちる要因になる可能性も皆無ではなかろう。すなわち、皆の前で「褒める」行為は、職員とのコミュニケーションが良好な場合に効果を発揮する[19]と考えた方がよいだろう。「褒めて伸ばす」とインターネットで検索してみると、一昔前と違い否定的な見解も目立ってきており、いずれにしても、「褒める」、「叱る」は、ハウツー本によくある耳触りのよいフレーズをうのみにするのではなく、①上

司がその意味を正しく理解した上で、②正しいシーンで、③職員と良好なコミュニケーションの下、④適正に使い分けることが必要である。

医療現場における組織管理の展望

本項の最後に、経営学領域における組織管理に関係する比較的新しい理論について、紹介させていただきたい。そもそも組織とは2人以上の人の集合体であり、組織の構成員である「ヒト」は学習によって成長することから、組織そのものも学習して成長するのではないかという考え方に基づいた研究が重ねられてきている。こういった研究領域を組織学習といい、組織が新たな知識や価値観を習得し発展していく事象を指し、経営学研究における重要なテーマとなる[20]と同時に、経営実務と学術の双方から注目を集めている研究領域[21]として知られている。

組織における経験の蓄積と作業効率や生産性の関係を分析する手法として学習効果曲線（ラーニングカーブ）が知られており、入山[22]はその著書の中で、組織にこのラーニングカーブが実在するか統計的に検証した事例を紹介している。入山が例示したのは、単一の病院で行われているある手術の術式を対象として、執刀チームごとに手術時間を計測し、執刀チームの手術パフォーマンスのばらつきが経験・学習と関係があるのか調査したデータである。その結果、①執刀チームが同じメンバーで繰り返し手術を経験するほど手術に要する時間は短くなる、②病院全体で計100回の手術を経験することで、執刀チームの手術時間が平均34分短縮する、③個人の経験は短期的にはチームパフォーマンスに悪影響を与えるが、中長期的にはプラスの影響を与える、などの知見が紹介されている。残念ながら、この中には当該手術における重症度や難易度、患者の年齢や計測時点における外科医の経験値といった変数が紹介されておらず、不十分な点もある一方で、組織管理の視点で見ると興味深い結果である。組織学習研究においては、こういった組織に蓄積された記憶と人の記憶との違いをトランザクティブメモリーという言葉で紹介しているが、これは、「組織の各メンバーが他メンバーの『誰が何を知っているか』を知っておくこと」と説明している。この概念を現在我が国で実践されているチーム医療に置き換えて考えると分かりやすい。すなわち、例えば栄養管理でも感染管理でも、そのチームを構成する専門職にどのような知識やスキルをもっているか構成員は知っており、その結果、組織としてのパフォーマンスが高くなるということである。すなわち、医療チームにおける相互理解（who knows what）がチーム

医療のパフォーマンスを最大化する鍵であるといえよう。このことは、医療チームのリーダーはチームのパフォーマンスを最大化させるため最初にすべきことは、チームの構成員の知識、スキル、能力を熟知することであることを示唆している。

　医療現場では、職種間における「情報の共有化」が重要であるなどとよくいわれるが、病院における全ての構成員が同じ情報を共有するのではなく、「知のインデックスカード」を組織のメンバーが正確に把握することが重要である。すなわち、各専門職の職能、知識、スキルをメンバーが正確に把握することこそ、医療チームのパフォーマンスを最大化させる鍵となろう。入山[23]は、このトランザクティブメモリーを妨げる要因として、インフォーマルな直接会話を促す場の減少を指摘している。例えば、喫煙所や他部署との飲み会を例示しているが、現在では敬遠されがちな古い時代の慣習が、日本企業のトランザクティブメモリーを高めていた可能性を指摘しており興味深い。ただし、喫煙や飲み会をもっと推奨すべきだということではなく、医療機関の場合は院内サークルや職員が共有するスペースの活用を見直した方がよいかもしれない。

　筆者が学んだMBAコースでは、理論的知識を学ぶにしても、すべからく実践を想定している。本項は、そういった意味でも組織管理に関する理論をベースにしながらも、薬剤部門における業務を頭に浮かべながら書き進めていったつもりである。しかしながら、最後に申しあげたいのは、本項の記述内容が全ての病院の薬剤部門に対して当てはめることはできないということであり、限界があるということである。本項の内容を参考にしつつ、自身の組織の特質を十分に把握しながら参考にしていただくことを強くお勧めしたい。

● 文献
1) 朝長文弥：医薬品使用の基礎と実践―臨床薬剤業務の実際，p259，じほう，東京，1991．
2) F・W・テーラー：科学的管理法（上野陽一訳編），産業能率大学出版部，東京，1969．
3) 科学的管理法の導入と展開―その歴史的国際比較（原輝史編），昭和堂，京都，1990．
4) 渡辺峻：人的資源の組織と管理―新しい働き方・働かせ方，中央経済社，東京，2000．
5) ステファン・P・ロビンス：組織行動のマネジメント（高木晴夫監訳），ダイヤモンド社，東京，1997．
6) やさしく学ぶマネジメントの学説と思想（渡辺峻，他編），ミネルヴァ書房，京都，2003．

7) 組織マネジメント戦略（高木晴夫監），p53-54，有斐閣，東京，2005．
8) グロービスMBA組織と人材マネジメント（佐藤剛監），p65-68，ダイヤモンド社，東京，2007．
9) 山城章：ノン・ビジネス経営の構築，p304，ビジネス教育出版社，東京，1980．
10) 三隅二不二：リーダーシップ行動の科学〔改訂版〕，有斐閣，東京，1984．
11) フレッド・E・フィードラー：新しい管理者像の探求（山田雄一監訳），産業能率大学出版部，東京，1970．
12) 狩俣正雄：変革期のリーダーシップ―組織の意味創造，中央経済社，東京，1996．
13) グロービス・マネジメント・インスティテュート：MBAリーダーシップ（大中忠夫監），ダイヤモンド社，東京，2006．
14) 安部哲也：リーダーシップ理論の流れとリーダーシップの実践的開発方法．経営センサー，183：42-46，2016．
15) ヘンリー・ミンツバーグ：マネジャーの実像（池村千秋訳），日経BP社，東京，2011．
16) 産業能率大学：2017年度新入社員の理想の上司．産業能率大学，2017．
(http://www.sanno.ac.jp/research/fm3fav0000000097-att/jousi2017.pdf)
17) 組織行動論の実学―心理学で経営課題を解明する（DIAMONDハーバードビジネスレビュー編集部編訳），ダイヤモンド社，東京，2007．
18) 国立青少年教育振興機構：子供の頃の体験がはぐくむ力とその成果に関する調査研究，2017．
19) 赤瀬朋秀，他：「叱る」「褒める」はコミュニケーションが前提に．医療経営士，21：32-35，2016．
20) 白石弘幸：組織学習と学習する組織．金沢大学経済論集，29（2）：233-261，2009．
21) 西谷勢至子：組織学習に関する学説研究．三田商学研究，50（6）：325-346，2008．
22) 入山章栄：世界の経営学者はいま何を考えているのか―知られざるビジネスの知のフロンティア．p83-103，英治出版，東京，2012．
23) 入山章栄：ビジネススクールでは学べない世界最先端の経営学，日経BP社，東京，2015．

（赤瀬 朋秀）

PART 2
階層別人材育成の具体的な手法

PART 2

生涯の仕事としての病院薬剤師を志した若者へのメッセージ ―薬剤師のキャリアパスを考える

薬剤師のキャリアパス

　薬学部の学部教育は、2006年（平成18年）より薬剤師養成を主眼とする6年制へと移行した。6年という時間をかけて薬剤師になった人たちは、4年制の時代よりも薬剤師という職業を生涯の仕事として強く意識し、同時に薬剤師としてのキャリアを積んでいきたいという強い意志を有していると考えられる。キャリアとは、一般に「経歴」、「経験」、「発展」さらには「関連した職務の連鎖」等と表現され、時間的持続性ないし継続性をもった概念である[1]。キャリアを積んだ結果が、職能として蓄積されていくものと捉えられている。

　2014年（平成26年）に日本学術会議薬学委員会のチーム医療における薬剤師の職能とキャリアパス分科会は、「薬剤師の職能将来像と社会貢献」と題する提言を発表している[2]。それによると、薬剤師職能の本質は医薬品に関するジェネラリストたることであり、全ての処方箋について適切な調剤及び患者の薬学的管理を実施できることが求められていると述べられている。さらに、薬効は強いが副作用も強く、きめ細かな管理を要する医薬品が続々と登場する中で、スペシャリストとしての能力も求められていることが示されている。このような背景を踏まえて本提言では、薬剤師育成のシステムとしてのレジデント制度の発展や、高度な知識と技能を認定する専門薬剤師制度の整備などが急務であると主張されている。

　一方で本提言は、薬剤師の職能に焦点を当て、薬剤師を取り巻く課題をほぼ網羅した幅広い内容であるが、例えば病院組織の中における薬剤師の具体的なキャリアの順序などについては言及されていない。現在のところ、薬剤師にとってのコンセンサスが得られたキャリアパスは存在しておらず、また薬剤師が勤務する場（病院、保険薬局、製薬企業、研究機関、教育機関、行政機関等）によっても重要とされるキャリアは異なるものと考えられる[3]。実際的には、それぞれの施設において独自のプログラムを構築し、薬剤師の職能を高めるために工夫をしている現状がある[4,5]。

薬剤師と病院組織

現代は、知識社会であると同時に組織社会である[6]。知識は高度化するほど専門化し、専門化するほど単独では役に立たなくなる。専門的な知識は、組織の中で他の専門的な知識と連携することで成果を挙げることができる。この関係は、まさに病院組織におけるチーム医療そのものである。すなわち、高度化が進み続ける医学・薬学の専門知識を有効かつ安全に使うためには、適切に運営された病院組織の中で医療従事者が多職種で連携することが必要であり、薬剤師の専門性もチーム医療の中でこそ発揮される。このように、病院には知識と組織の2つの文化が同時に存在し、両者が均衡することで、最良の医療が提供される。病院で勤務する薬剤師は、この2つの文化の中でキャリアを積むことになる。換言すると、知識や技能のプロフェッショナルの領域と、職位と連動した経営管理のマネジメントの領域があり、それぞれの領域においてのキャリアが存在していることを我々は認識する必要がある。

病院の薬剤部門におけるプロフェッショナル領域とマネジメント領域のキャリアパスの例を図1に示す。病院によって薬剤部門の位置づけや業務内容が異なるため、全ての病院に当てはまるものではないと思われるが、それぞれの病

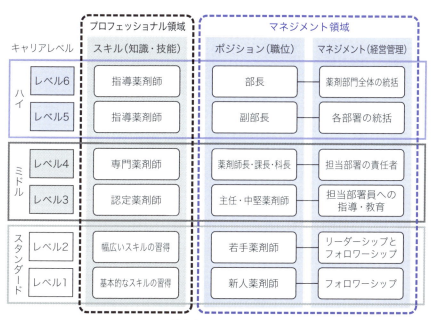

図1　薬剤部門のキャリアパス

院において何らかのキャリアの順序があるものと考えられる。ここで重要なことは、プロフェッショナル領域とマネジメント領域のレベルが必ずしもリンクしない点である。一般的に医療従事者は、プロフェッショナル領域には高い興味を示すものの、マネジメント領域には関心を示さない傾向がある[7]。マネジメント領域の優劣は薬剤師の職務満足度に最も影響を及ぼす因子である[8]ことからも、高い職位につくためにはマネジメント領域のキャリアを積むことが必要と考えられる。

8つ星薬剤師

　チーム医療において薬剤師が主体的に薬物療法に参加することは、臨床的及び経済的に極めて有益である[9,10]。チーム医療の中で高い成果を生み出す薬剤師になるためには、備えるべき特性があると考えられている[11]。世界保健機関（WHO：World Health Organization）と国際薬剤師・薬学連合（FIP：International Pharmaceutical Federation）は、有能な薬剤師の特性として、医療提供者、意思決定者、情報提供者、管理者、生涯学習者、教育者、指導者、研究者の8つを示し、これらの特性を兼ね備えた8つ星薬剤師というコンセプトを提唱している（図2）[12]。この8つ星薬剤師のコンセプトから、薬剤師がい

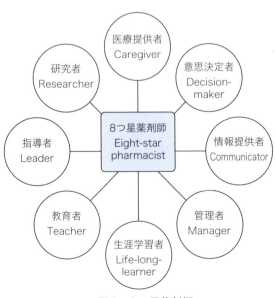

図2　8つ星薬剤師

い仕事をして成果を出し、社会で評価されるためには、視野の広さとバランス感覚を有することが重要と考えられる。

　薬剤師という職業を生涯続けるとすると、定年退職する年齢を65歳として、約40年間の期間がある。努力を重ねてキャリアを積んだ薬剤師とそうでない薬剤師とでは、ある時点から歴然とした差が現れてくる。全ての薬剤師が生涯にわたって輝き続けることを切に願っている。

●文献
1) 厚生労働省職業能力開発局：「キャリア形成を支援する労働市場政策研究会」報告書，平成14年7月31日．
2) 日本学術会議薬学委員会チーム医療における薬剤師の職能とキャリアパス分科会：提言 薬剤師の職能将来像と社会貢献，平成26年1月20日．
3) Schommer JC, et al：Identifying work setting profile factors from the Career Pathway Evaluation Program. Am J Pharm Educ, 77 (9)：194, 2013.
4) 笠師久美子，他：新人薬剤師教育プログラムの策定と検証．医療薬学，41 (8)：533-539, 2015.
5) 鷲山厚司，他：福岡大学病院における薬剤師レジデント制度の構築．医療薬学，34 (9)：853-859, 2008.
6) P・F・ドラッカー：プロフェッショナルの条件―いかに成果をあげ，成長するか（上田惇生編訳），p217-226，ダイヤモンド社，東京，2000.
7) 飯田修平：医療における総合的質経営―練馬総合病院組織革新への挑戦，p4-8，日科技連出版社，東京，2003.
8) 植木哲也，他：病院薬剤師の職務満足度に関する多施設アンケート調査．医療薬学，42 (4)：255-264, 2016.
9) Kaboli PJ, et al：Clinical pharmacists and inpatient medical care: a systematic review. Arch Intern Med, 166 (9)：955-964, 2006.
10) De Rijdt T, et al：Economic effects of clinical pharmacy interventions: a literature review. Am J Health Syst Pharm, 65 (12)：1161-1172, 2008.
11) Saseen JJ, et al：ACCP Clinical Pharmacist Competencies. Pharmacotherapy, 37 (5)：630-636, 2017.
12) Wiedenmayer K, et al：Developing pharmacy practice: A focus on patient care (2006 ed), p14-17, World Health Organization, Geneva, 2006.

（植木 哲也）

PART 2

薬剤師の職能開発とコンピテンシー

　1960年代に、教育やトレーニングにコンピテンシーの概念が導入されてから、コンピテンシーは医療従事者の職能開発において注目を集めている[1,2]。薬剤師の職能開発においても、国際薬剤師・薬学連合（FIP：International Pharmaceutical Federation）により国際コンピテンシーフレームワーク[3]が作成され、2016年（平成28年）に発表された13の薬学系人材育成目標[4]の1つに「コンピテンシー開発」が挙がるなど、コンピテンシーという概念は世界中で浸透してきている。

　コンピテンシーは「効果的なパフォーマンスと因果関係をもつ個人の基本的な特性」と定義されており[5]、知識・技術・態度・経験などを含めた包括的な特性をいう。各コンピテンシーには、個人がそのコンピテンシーを示す際に観察される行動を説明する特定の行動指針が付随する[5]。仕事と実務に関する領域における効果的なパフォーマンスに不可欠とみなされるコンピテンシーの一式は、コンピテンシーフレームワーク（CF：competency framework）とよばれる[6]。CFに学習者のニーズと達成の度合いを特定するのに役立つ尺度（ルービック評価＊等）を追加したフレームワークを専門職能開発フレームワーク（PDF：professional development framework）とよぶ。

　PDFは薬剤師の階層別人材育成のキャリアパスを明らかにし、その階層のコンピテンシー基準と個人の実際の実務とを比較することを通じて、学習者に明確で一貫した尺度及び目標を示すことができ、個々の学習ニーズを特定するのに有用である[2,5]。また、階層別人材育成に際し、PDFの適切な使用は、薬剤師個人だけでなく、雇用主そして教育・トレーニング提供機関の全てを支援する。雇用主はPDFを用いた公正な査定、または各薬剤師の職能開発計画の補助へ使用することができ、また同じ階層の薬剤師に必要な教育を提供する機会をつくることが可能だ。さらに、このPDFが全国区で使用され職能認証シ

＊：その特定のパフォーマンスに関する一連の基準、または質の次元に対する達成及び理解の度合いを数値的な尺度で示すもの。

ステムの基盤として活用されるようになれば、求人や入職過程の支援ともなり得る。教育・トレーニング提供機関に対しては、PDFに沿った教育やトレーニングの提供、そしてトレーニングと実務の関連性を評価することが可能となる。

薬剤師の職能開発において、そのコンピテンシーは大きく基礎レベル（foundation）と上級レベル（advanced）に分けられる。この階層は薬剤師の実務内容に基づいており、基礎レベルコンピテンシーは全ての薬剤師が獲得すべき知識、技能、態度、行動を示し、専門領域または上級レベルの薬剤師実務を行う下支えとなるものである。それに対し、上級レベルの薬剤師コンピテンシーはより専門領域での知識や技能、さらにマネジメントや指導、そして研究へ焦点を当てたコンピテンシーが増える。これは上級レベルになるにつれ、複雑化するファーマシューティカルケアへの対応、そしてより若い世代の薬剤師たちや医療を先導することなどが主立った業務となることに起因する。

基礎から高度なものまで実務のレベルに応じて、そしてジェネリックから専門までの業務領域に応じて、薬剤師には幅広いPDFがある。多くの専門薬剤師グループが、特定のサービスに必要とされるコンピテンシーを確実に獲得するために世界中でそれぞれのCFやPDFを利用している[7]。

特定の領域や実務におけるPDFの開発は重要であるが、全領域にわたる薬剤師のための国レベルのCF及びPDFの開発も、明確で一貫する薬剤師職能開発の鍵である[7]。世界保健機関（WHO：World Health Organization）も「国レベルのコンテピンシーフレームワークの採用または開発をしなければ、医療従事者の認証制度、免許交付、そして継続的な専門職能開発（CPD：continuing professional development）の意義ある体制を確保するための規制当局の能力に多大なる影響を与える」と言及している[8]。

英国はポートフォリオを使用した定性的CPDシステムとPDFを薬剤師職能開発に採用した世界のパイオニアの1つである。全領域の薬剤師に適用される基礎レベル及び上級レベルのPDFは、全世界で初めてコンピテンシー開発・評価グループ（CoDEG：Competency Development & Evaluation Group）により開発された[9, 10]。英国の全領域にて基礎レベルPDFの有効性が確認された後[11, 12]、英国王立薬剤師協会（RPS：Royal Pharmaceutical Society）がイニシアチブを取り、個人のCPDを支援し、薬剤師のCPDを指導及び評価するために教育者と指導教官を支援し、卒後教育と生涯学習プログラムのカリキュラムを開発することを目的とし、英国における国レベル薬剤師PDFを作成した[7, 11, 13]。コンピテンシーを支える特定の行動を個人が獲得しているかを測定

する機能をもつPDFを使用した、コンピテンシーに基づくCPDは、実務において定量可能な改善を実現する学習の重要性を抱く[14]。

CoDEGにより開発されたPDFは、また多くの国々で採用された。基礎レベルPDFはオーストラリア[15]、クロアチア[16]、シンガポール[17]、そしてセルビア[18]で適用されている。上級レベルPDFはオーストラリア[19]とシンガポール[20]で薬剤師の職能開発に適用された。

日本では、学部薬学教育の指標として「薬学教育モデル・コアカリキュラム」において10のコンピテンシーが言及されている。しかしながら、これらのコンピテンシーには行動ステートメントは付随しない[21]。さらに、卒後教育と薬剤師のCPDのためのPDFも存在しない。したがって、薬剤師のさらなる職能開発を通して患者及び国全体の健康促進を図るため、日本の薬剤師に対するPDFの開発が急務である。

●文献

1) Weigel T, et al : The concept of competence in the development of vocational education and training in selected EU member states. Journal of Vocational Education & Training, 59 (1) : 53-66, 2007.
2) Nash RE, et al : An international review of the use of competency standards in undergraduate pharmacy education. Pharmacy Education, 15 (1) : 131-141, 2015.
3) International Pharmaceutical Federation, Education Initiatives (FIPEd) : A Global Competency Framework version 1, FIP, Hague, 2012. (http://www.fip.org/files/fip/PharmacyEducation/GbCF_v1.pdf)
4) International Pharmaceutical Federation : Pharmaceutical workforce development goals, FIP, Hague, 2016. (http://www.fip.org/files/fip/PharmacyEducation/Global_Conference_docs/WDGs_online_version.pdf)
5) Mills E, et al : Development of an evidence-led competency framework for primary care and community pharmacists. Pharmaceutical Journal, 275 : 48-52, 2005.
6) Mills ER : Developing and evaluating a competency framework for pharmacists working in primary care, University of London, School of Pharmacy, London, 2007.
7) Mills E, et al : The General Level Framework: use in primary care and community pharmacy to support professional development. Int J Pharm Prac, 16 (5) : 325-331, 2008.
8) World Health Organization : Transforming and scaling up health professionals' education and training, WHO, Geneva, 2013.
9) Competency Development & Evaluation Group (CoDEG) : ACLF: Advanced to

Consultant Level Framework - A developmental framework for pharmacists progressing to advanced levels of practice. CoDEG, London, 2009. (http://www.codeg.org/fileadmin/codeg/pdf/ACLF.pdf)
10) Competency Development & Evaluation Group (CoDEG): GLF: General Level Framework - A framework for pharmacist development in general pharmacy practice. CoDEG, London, 2007. (http://www.codeg.org/fileadmin/codeg/pdf/glf/GLF_October_2007_Edition.pdf)
11) Antoniou S, et al: A controlled study of the General Level Framework: results of the South of England competency study. Pharmacy Education, 5: 201-207, 2005.
12) Coombes I, et al: Improvement in pharmacist's performance facilitated by an adapted competency-based General Level Framework. Journal of Pharmacy Practice and Research, 40 (2): 111-118, 2010.
13) Sokhi J, et al: Does a novel General Level Framework-based diploma for community pharmacists improve patients' satisfaction with the pharmaceutical care they receive?, Int J Pharm Prac, 20 (Suppl.1): 39-40, 2012.
14) Campbell C, et al: Competency-based continuing professional development. Med Teach, 32 (8): 657-662, 2010.
15) Coombes I: A competency framework for pharmacy practitioners to provide minimum standard of pharmaceutical review: The General Level Framework handbook (2nd Edition), Queensland Health, Herston, 2009.
16) Meštrović A, et al: Evaluation of Croatian community pharmacists' patient care competencies using the General Level Framework. Am J Pharm Edu, 75 (2): 36, 2011.
17) Rutter V, et al: Use of a General Level Framework to facilitate performance improvement in hospital pharmacists in Singapore. Am J Pharm Edu, 76 (6): 107, 2012.
18) Svetlana S, et al: Evaluation of competences at the community pharmacy settings. Indian Journal of Pharmaceutical Education and Research, 48 (4): 22-30, 2014.
19) Coombes I, et al: Developing and recognising advanced practitioners in Australia: An opportunity for a maturing profession?. Journal of Pharmacy Practice and Research, 41 (1): 17-19, 2011.
20) Wong CML, et al: Implementing an advanced pharmacy competency framework in a large tertiary hospital. Proceedings of Singapore Healthcare, 21 (1_Suppl): S303, 2012.
21) 高橋寛, 他：6年制薬学部卒業時に必要とされる資質の具体例とその評価方法. YAKUGAKU ZASSHI, 135 (3): 339-343, 2015.

（荒川 直子）

PART 2　事例 1

階層別人材育成

病院薬剤師における教育ラダー

教育ラダーと教育プログラムの導入までの経緯

　横浜市立みなと赤十字病院（以下、当院）は開院して約13年となる634床の急性期病院である。開院時の薬剤部は前身となる旧横浜赤十字病院（388床）の薬剤師8人と他院から異動してきた薬剤師8人の計16人であった。その後2012年（平成24年）の6年制薬剤師の卒業を機に既卒薬剤師と新卒薬剤師を採用増員し、現在41人の薬剤師が在籍している。

　薬剤管理指導業務やチーム医療を行う中で、薬剤師の質の充実が強く求められ、教育体制を確立し育成することは急務となっていた。開院当初より、目標管理シートを活用し、5年後を見据えた目標設定、年度の目標を作成し面談を行うことを繰り返してきたが、個々の薬剤師での目標設定のばらつきの大きさを感じていた。

　一方、薬剤師の増員をし始めたのちに、病院として「病院職員を各部署のみならず、病院全体として育成していく」という方針の下、教育研修管理委員会の下部に、専門医研修委員会、薬剤師研修委員会、看護師研修委員会、事務部研修委員会、医療技術部研修委員会を設置する体制となった。他の職種と連携した教育プログラムも作成しやすい環境となったのを機に、6年制薬剤師第1期生をモデルに、教育ラダーと教育プログラムを構築した。

教育ラダーと教育プログラムの構成

　当院の教育ラダーは10年後の人材育成を想定した上での5段階で構成している（次々頁**表1**）。看護部で活用されていた「キャリア開発ラダー」[1]や「医師人事評価票」、「医師臨床研修プログラム」を参考とし作成した。レベルごとに「総合力」、「倫理的判断能力」、「対人関係対応能力」、「マネジメント能力（業務、医療安全、医療経済、部門運営）」、「医療の質向上・自己研鑽関連能力（教育・研鑽、研究、指導）」、「組織運営関連能力」について到達目標を示している。「倫理的判断能力」や「対人関係対応能力」については、現在よりもさらにチーム医療、病棟薬剤師業務、専門性を生かした情報提供を行っていく中

で求められる能力と考え盛り込んでいる。

　また、この各ラダーに合わせ教育プログラムも組まれている。毎週火曜日に行っている薬剤部部員会での勉強会（表2）、病棟薬剤師業務を指導薬剤師と班編成で行う中でのトレーニングの他、教育研修委員会を通じて他職種と協力して行うセミナー、日本赤十字社神奈川支部で行われている研修などから構成されている。各診療科医師の講義で構成されるモーニングセミナーへの出席は、ラダーレベルⅠにおける必修項目となっている。これらの進捗については指導薬剤師が評価を行い、薬剤師研修委員会、教育研修管理委員会に報告している。

表2　薬剤部部員会勉強会の内容（年間計画で実施）

第1火曜日	薬剤管理指導オーディット・症例検討
第2火曜日	DI室の企画（製品説明や情報共有）
第3火曜日	月例報告（QI報告）、学会報告、委員会報告
第4火曜日	専門認定薬剤師グループによる勉強会

※その他、毎週水曜日はランチタイムセミナー

評価方法と教育ラダーについての薬剤部員からの評価

　教育ラダーについては自己評価票と目標管理シートでの自己評価を使用し、年2回行う部長・副部長との面談の場で評価者側の評価を伝えながら、進捗確認、行動計画の修正を行っている。

　薬剤部員からは「到達目標がはっきり提示されており自分の不十分さを実感させられる」、「自分が到達すべきラダーレベルの目標が高く感じられた」、「意識して取り組むガイドになる」、「現在の自分がどの方向に向かっていくべきか明確になり役に立つ」、「先輩や上司へ相談するときにも役立つ」などの意見が出されている。

現時点での問題点

　各薬剤師のラダーレベルの認定をするにあたり、現在のレベルを評価目標ごとに自己評価し基準とした。自己評価と本来到達すべきラダーレベルとの乖離度に着目したところ、「総合力」、「倫理的判断能力」、「医療安全」については到達すべきラダーレベルに到達していると評価した者が多かった。しかし、「医療経済」や「部門運営」、「教育・研鑽」、「研究」については到達すべきラダーレベル以下という評価をしている者が多かった。評価項目の中で、コンスタントに学会発表を行う、研究テーマをもつなどという点において、実際の教育プログラムや指導薬剤師からの指導内容では不十分であったと考えられたため、今後体制を見直すところである。

表1　薬剤部門教育ラダーの全体像

レベル		Ⅰ（新人） （薬剤師としての基本的知識・技術・姿勢を身につけて実践することができる）	Ⅱ（2～3年目） （基本的業務が確実に遂行できるようになり、新人や学生の指導ができる）	
総合力		・安全・確実に調剤業務ができる ・指導・助言を基に行動することができる ・問題解決のための情報収集ができる	・優先順位を考慮して業務遂行する ・患者の状態をモニタリングし適正な薬物療法につなげることができる ・患者の訴えを傾聴し薬物療法につなげることができる	
倫理的 判断能力		・医療人としての自覚と責任ある行動ができる ・患者の人権を尊重した行動ができる ・院内職業倫理指針を理解する ・院内臨床倫理指針を理解する	・医療人としての自覚と責任ある行動ができる ・患者の人権を尊重した行動ができる ・院内臨床倫理指針を実践する ・院内職業倫理指針を実践する	
対人関係 対応能力		・社会人としてマナーを身につける ・患者を尊重した接遇ができる ・上司や先輩の意見を謙虚に受け止めることができる ・協調性をもち、メンバーシップを発揮できる ・スタッフや上司、他部署の職員とコミュニケーションがとれる ・他部署の役割について理解する努力ができる	・フォロワーシップを理解している ・上司や先輩の意見を謙虚に受け止めることができる ・自分の意見を伝えられる ・自部署のメンバーの役割や状況を理解し、協力し合える ・他の医療スタッフの特性を理解し、接することができる ・他部署の役割を理解し、協力し合える	
マネジメント能力	業務	・業務の優先順位が分かる ・使用機器や物品の準備・整頓・清掃ができる ・緊急時の対応を理解し、指示の下に行動できる	・業務の優先順位を理解し実行できる ・問題意識をもって業務にあたり、改善点を見いだせる	
	医療 安全	・患者のプライバシーを保護することができる ・緊急時の対応を理解し、指示の下に行動できる ・事故防止マニュアルを熟読し理解に努める ・院内感染対策について理解し実践する ・インシデントレポートの必要性を理解し的確に報告ができる	・患者背景からリスクを把握し、安全対策が実践できる ・事故防止マニュアルに沿った業務活動ができる ・リスクマネジメントを意識して業務ができる ・ハラスメントに対する認識がもてる ・院内感染対策について理解し実践する	
	医療 経済	・在庫管理の意義を理解できる	・薬品の在庫状況を把握し、基本的対応ができる ・部門に関連する診療報酬について理解する ・医療経済的な観念を身につける	

Ⅲ（4年目〜） （後進の育成にも参画し、自己の学習活動に積極的に取り組むことができる）	Ⅳ（5年目〜） （専門領域を鑑み、実践と指導役割を発揮し、部署の目標達成に貢献できる）	Ⅴ（10年目〜） （部署及びスタッフの目標達成を促進し、組織に貢献できる。組織的な教育・研究活動を実践できる）
・幅広い知識と専門知識を基に的確な薬物療法につなげていく ・理想とする薬剤師像を明確にしている ・科学的根拠に基づいたモニタリング・評価ができる	・高度な知識・技術をもち、エキスパートとして実践できる ・医療チームの一員として実践できる ・1日の業務量を考慮して、遂行計画を調整・指示できる ・科学的根拠に基づいたモニタリング・評価ができる環境構築を考えられる	・高度な知識・技術をもち、エキスパートとして実践、後進を導ける ・医療チームの一員として実践でき後進を導ける ・1週間・1か月の業務量を考慮して、遂行計画を調整・指示できる ・科学的根拠に基づいたモニタリング・評価ができる環境構築を整備できる
・医療人としての模範となるような行動がとれる ・患者の人権に関して模範となるような行動がとれる ・倫理的問題に気づき、問題提起できる	・医療人としての模範となるような行動がとれ後進を導ける ・患者の人権に関して模範となるような行動がとれ後進を導ける ・倫理的問題について解決の方策を見つけられる	・医療人としての模範となるような行動がとれ後進を導ける ・患者の人権に関して模範となるような行動がとれ後進を導ける ・倫理的問題について解決することができる
・リーダーシップ、フォロワーシップを理解している ・自部署のスタッフ間の調整役ができる ・後輩の悩みに耳を傾け、的確なアドバイスができる ・他部署の役割を理解、協力し改善点を見いだせる	・他部署との対応が柔軟にでき、組織的協力関係を築ける ・部内の活性化に取り組める	・スタッフが成長できるための動機づけ、支援ができる ・他部門との調整・交渉が柔軟にできる
・業務改善に主体的に取り組むことができる ・マニュアルを理解し、必要書類を適切に作成できる ・問題意識をもって業務にあたり、改善策を提案できる	・緊急時、スタッフへ指示ができる ・部内マニュアルの常時検証を行う ・業務の優先順位を決断できる	・緊急時に関連部署へ報告・指示ができる ・上司の下、必要時部内マニュアルの変更を行う
・安全対策を実践・評価し、指導することができる ・リスクマネジメントを意識して業務改善の提案ができる ・院内感染対策について評価し改善点を見いだせる	・問題解決に向けて方向性を示し、指導できる	・部署内全体のリスクマネジメントを担う
・薬品の在庫状況を把握し、組織的な対応ができる ・診療報酬について理解し正しく請求することができる ・医療経済的な観念を身につける	・病院経営を意識して企画立案できる ・診療報酬について理解し正しく請求することができる	・病院経営を意識して企画立案し、実行する方策を示すことができる

レベル		Ⅰ（新人）	Ⅱ（2〜3年目）	
（マネジメント能力）	部門運営	・必要な報告・連絡・相談ができる	・部署目標に沿って自己の課題に取り組むことができる	
医療の質向上・自己研鑽関連能力	教育・研鑽	・自己の学習課題を明確にし、目標設定ができる ・院内外の研修に積極的に参加できる ・かながわ薬剤師学術大会に共同でテーマをもって取りまとめ1演題発表する	・院内外の研修・セミナーに参加し知識を得る ・研修で学んだことを業務に生かすことができる ・部署内での発表・研修会での講師を積極的に行う	
	研究	・部署の教育計画に則り、薬剤師としての基本的知識を身につける ・かながわ薬剤師学術大会に共同でテーマをもって取りまとめ1演題発表する	・研究テーマをもち、それを追究することができる	
	指導	・指導薬剤師の指導の下、自身の知識を確認しながら実習生への指導に協力できる	・研究テーマをもち、それを追究することができる ・部署の教育計画に積極的に参加できる ・指導者と連携をとり新人教育にあたる	
組織運営関連能力		・病院の理念と目標を理解する ・薬剤部の理念と目標を理解する ・各種委員会の設置意義を理解する	・各種委員会の働きを知る ・地域連携・薬薬連携について学び実践する ・部内チームに属し、活動する ・災害時の役割について学ぶ	

今後に向けて

　個々の薬剤師に対して到達目標が認知されたという点で教育ラダーの活用には意義があると考えられた。目標設定項目のうち「倫理的判断能力」、「対人関係対応能力」に関しては特に評価しがたい項目と捉えられることが多いが、現在のところは、評価し次なる学習への意欲につなげていくことに重きを置くよう捉えている。

　当初は他の職種の意見も聞きながら手探りで構築してきた教育ラダーであるが、このラダーやプログラム自体も薬剤部内の教育委員や薬剤部員の手で評価し、修正を重ねることで、それぞれのプログラムの本来の目的や十分な理由づけがなされ、モチベーションアップにつながる[2]ものと考えている。

　当薬剤部では、数年前から本格的にバランスト・スコアカード（BSC：balanced scorecard）も導入し、目標管理シートと合わせて活用している。BSCの4つの視点のうち最下部の「学習と成長の視点」の戦略目標の充実が、上位の目標を促進するという因果連鎖[3]からも人材育成の重要性を再認識して

	Ⅲ（4年目～）	Ⅳ（5年目～）	Ⅴ（10年目～）
	・円滑な部門運営を常に心がけ、調整ができる ・リーダーシップを発揮できる	・スタッフと上司の調整役ができる ・部署の活性化を図るために中心的役割が果たせる	・病院の方針に沿った部署運営に上司と協力し取り組める ・管理上の問題やスタッフの育成について上司と協力し取り組む
	・部署の教育計画の企画・運営の補佐ができる ・院内での発表・講師ができる ・積極的にセミナー等に参加し、知識を得る	・新人の主体的な指導ができる ・部署の教育計画を作成し、実践できる ・部署内での勉強会等の企画を積極的に行う	・部署の教育計画に沿った育成指導・評価ができる ・院内、院外で講師ができる
	・研究テーマをもち、それを追究することができる	・学会発表ができ、内容の取りまとめができる ・各種認定専門の資格を取得する	・学会発表ができ、内容の取りまとめができる ・スタッフに研究の指導・助言ができる
	・指導者となるべく自覚をもち、後進の教育にあたる	・指導者となるべく自覚をもち、後進の教育にあたる	・指導薬剤師からの意見を取りまとめ質の向上につなげる
	・部内チームに属し、活動する ・災害時出動要員として訓練を受ける ・各種委員会に所属する	・部内チームで、主体的に活動する ・各種委員会に所属する	・各種委員会に属し、積極的な活動ができる ・所属を超えて、病院などから求められる役割を遂行できる

いるところである。

今後は病院全体で取り組んでいるという教育環境をさらに有効活用し、指導する側、される側ともに分かりやすい評価ガイドの作成、ラダーレベル認定を活用し、教育ラダー、目標管理シート、BSCの合わせ技でこの難局を乗り切っていきたいと考えている。

本項は、第27回医療薬学会年会で発表した内容に加筆したものである。

●文献
1) 看護実践能力向上のためのキャリア開発ラダー導入の実際―指標・運用方法と施設導入のポイント（日本赤十字社事業局看護部編）, p11-24, 日本看護協会出版会, 東京, 2008.
2) 大西弘高：医学教育における評価. 医学のあゆみ, 257 (7)：795-802, 2016.
3) 高橋淑郎：BSCを戦略的に導入し、人を育てる―総論. ナーシングビジネス, 1 (11)：1040-1045, 2007.

（井口 恵美子）

PART 2　事例 2

ミドルマネジャーの育成

病院薬剤部門における
ミドルマネジャーの責務と心構え

役割が変容・高度化しているミドルマネジャー

　医療機関では、医師をはじめとした医療行為を行う医療専門職種と組織運営に責任をもつ経営者の間で考え方や行動様式が異なり、双方の理解が十分に深まらず組織的に調和した行動が難しいといわれている。その中で、ミドルマネジャーは組織目標と医療専門職種の要求を一致させることができるよう、経営者・部門長と現場の橋渡しをする役割を担うという点で、組織において重要な役割を果たしているといえる。

　近年、職場の雇用形態の多様化やメンタルヘルス疾患の増加、各種の法令遵守に伴う役割の増加、管理職のプレイヤー化等の影響により、役割が変容・高度化している[1]といわれるミドルマネジャーの責務と心構えについて述べる。

ミドルマネジャーの責務
(1) 情報関係

　ミドルマネジャーは、薬剤部門を取り巻く環境を分析するとともに、直面する課題や薬剤師業務を発展させる機会を明確にする。その上で、重要な情報を経営者・部門長に迅速かつ的確に伝達し、部下との間で共有することは、医療環境の変化のスピードが速い昨今において極めて重要な役割である。また、経営者が示す目標や経営方針、メッセージについて部門長と意思統一を図り、自分の言葉として部下にしっかりと伝えて、現場に浸透させ、チームが進むべき方向を指し示すことも重要である。ミドルマネジャーの役割のうち、情報伝達の役割が財務パフォーマンスに直接的な影響を有するとの報告[2]もある。

　R. リッカートは、「統制、命令系統、指令や指示の下方への流通ということに重点を置いているけれども、上方へ向かうコミュニケーションもまた適切にしてかつ正確でなければならないということには、十分な関心を払っていない」と上方へのコミュニケーションに対する関心の欠如を指摘している[3]。ミドルマネジャーは、双方向のコミュニケーションを担う「連結ピン」[4]として

の役割を担っているのである。

(2) 業務遂行関係

業務遂行に関するものとして、大きく分けて「日常業務の管理や薬剤部門が直面する課題の解決」と「業務改革や拡大」がある。

日常業務の管理や部門が直面する課題の解決にあたっては、業務遂行と課題解決のためのPDCAサイクルを着実に回すことが求められる。具体的には、自らの部署の目標設定や課題解決に向けた戦略・方針の策定、定期的な評価、必要に応じた作業方法の見直しなどが挙げられる。

また、業務改革に関しては、顧客(患者・他部門)のニーズを的確に捉えた企画立案といった、現場にいるからこその感覚を生かした改革が期待されている。

(3) 対人関係

人材は、すなわち「人財」である。薬剤部門の継続・発展を考えた場合、部下の指導・育成と働きやすい職場環境づくりは、ミドルマネジャーの重要な役割である。具体的には、部下一人ひとりの長所・短所を踏まえた指導・育成、仕事に対する動機づけ、部下同士が積極的に協働するような職場づくりが求められる。また、ワークライフバランス、価値観のギャップなどから生じる人間関係上のトラブルは、メンタルヘルス不全やパワーハラスメントを招く要因にもなり、職場に与える影響も大きいことから、人間関係上のトラブルの早期発見と早期解決も重要な役割である。

またミドルマネジャーにとっての対人関係は、部門内にとどまらない。マネジャーがリーダーへ成長していくにあたって、仕事上のネットワーク・個人的なネットワーク・戦略上のネットワークの3つの人脈を構築する戦略が重要な役割を果たす[5]といわれており、ミドルマネジャーは、上司や部下だけでなく、他部門や例えば地域の医療機関や薬剤師会といった病院外においても関係者と良好な人間関係を構築することが重要である。

H. ミンツバーグは、マネジャーの役割として、①フィギュアヘッド(象徴的)、②リエゾン(ネットワーク維持)、③リーダー(部下の動機づけ)、④モニター、⑤周知伝達、⑥スポークスマン(情報の役割)、⑦起業家、⑧情報処理者、⑨資源配分者、⑩交渉者(意思決定の役割)の10項目を挙げている[6]。さらにこの10の役割は①対人関係の役割、②情報関係の役割、③意思決定の役割に大別され、各々が分離、独立することなく、「統合」されていなければならないとしている。我々薬剤部門のミドルマネジャーも同様に、先に述べた情報関係、業務遂行関係、対人関係に分類した責務は、独立したものではな

く、「統合」されていなければならないと考える。

ミドルマネジャーの心構え
(1) 視点を高くもつ
　リーダーになることを想定し、視野をもう1段階高める訓練が必要である。立場が上がればそれに準じて、対応しなければならない範囲が広くなる。具体的に視点を高くもつとはどういうことかを考える。

　振り返っていただきたい。2年に1回の診療報酬改定、薬剤師の関係する箇所だけを熟読して一喜一憂し、次の手に奔走しておられなかっただろうか？ この改定が病院経営にいかに影響を与えるのか、病院機能分化において病院の置かれている環境・機会をどのように捉えるべきなのか、病院の強み・弱みは何なのかを考えることがミドルマネジャーには必要である。

　薬剤部門だけでなく、より視野を広げ、病院全体、地域医療全体、行政・医療制度、そして病院と取引のある企業・団体についてまで幅広く知見を広げることが重要である。例えば、マネジメント研修に参加するのもその方法の1つである。済生会病院薬剤師会グループでは、ミドルマネジャー研修が開催され、組織運営の在り方についての集合研修を開催しており筆者自身も受講する機会を得た。さらに筆者は、ビジネススクールに入学し経営学修士（MBA）を取得するという方法を選択した。一般企業の経営に必要な財務・会計・戦略からヒューマンリソースまで、日常業務では知り得ることのなかった新たな領域を学ぶことができた。このことは、薬剤部門の発展だけでなく病院全体の発展に寄与し、病院薬剤師の地位を築いていくための1つの手段であると考える。より高い視点をもち病院経営に貢献できる部門戦略の作成は、リーダーへの課題である。

(2) プレイングマネジャーを諦めない
　「患者や医療に貢献できるやりがいに満足し、マネジャーとしての自覚が薄れている」、「管理職になるとプレイヤーとしての時間が確保できなくなるからマネジャーになりたくない」、そんなことでお困りの部門長、嘆くミドルマネジャーはおられないだろうか。

　なぜプレイングマネジャーを諦めないことに意義があるのか？ それは、病院薬剤師のプレイングマネジャーは、チーム医療の現場で活動する場があり、その現場は薬剤部という部門を越えて他部門と連携でき、他部門のマネジャーと対話する場となり、さらに交渉のための場になり得るからである。そしても

う1点、ミドルマネジャーだからこそ医療現場で活躍する薬剤師として、経営者と医療専門職種、それぞれの思いを理解し、調整を図り、現場が納得する対応が考えられるのである。プレイヤーとしても活躍する後ろ姿を後輩に見せることは、OJT（on the job training）の絶好の機会でもある。プレイングマネジャーであることの意義は深いと考える。

「医療」と「経営」のバランス

「視点を高くもつこと」と「プレイングマネジャーを諦めない」。一見、相反することを述べたように思えるかもしれない。しかし、この2点は同時にそして同等に重要なことなのである。ミドルマネジャーは、経営者と医療専門職種の双方の立場を理解する必要がある。ミドルマネジャーとして知見を広げスキルを磨き、病院経営を考えることと、医療者としての誇り、薬剤師として患者の思いに寄り添うことは両立できるのである。この「医療」と「経営」のバランスこそが、これからの医療経営、マネジメントに必要な視点である。

ミドルマネジャーの魅力とは何か？

自身のリーダーシップの下、1つの事を成し遂げ、課題を乗り越えられた時の仲間との一体感。現場を知り、その現場感覚で改善や改革を行えるという使命感。そして、後輩の教育の過程で彼らの成長を実感できた時のこの上ない感動。立場上悩みも多いだろうが、大変やりがいのあるポジションだと感じている。共に奮闘するミドルマネジャーの同志にエールを贈って終わりたい。

● 文献

1) 白石久喜：ミドルマネジャーの役割再設計―役割コンフリクトの解消と役割分割の要諦．Works Review，3：74-87，2008．
2) 西村孝史，他：ミドルマネジャーの役割が組織パフォーマンスに及ぼす影響―戦略的人的資源管理の視点から．経営行動科学学会年次大会発表論文集，17：137-142，2014．
3) R. リッカート：経営の行動科学―新しいマネジメントの探求（三隅二不二訳），ダイヤモンド社，東京，1964．
4) R. リッカート，他：コンフリクトの行動科学―対立管理の新しいアプローチ（三隅二不二監訳），ダイヤモンド社，東京，1988．
5) Ibarra H, et al：How leaders create and use networks. Harv Bus Rev, 85（1）：40-47, 2007.
6) ヘンリー・ミンツバーグ：マネジャーの仕事（奥村哲史，他訳），白桃書房，東京，1993．

（山田 正実）

PART 2 事例 3

ナンバー2の育成

病院薬剤部門組織における参謀学
―薬剤部門におけるナンバー2の責務と育成

■アウトカムを大きく左右するマネジメント層の役割

　筆者らのようなグループ病院は、一般企業としての運営に近い。系列病院は700床以上の大規模病院から50床までの小規模病院まで27を数え、その形態も多岐にわたるため、一様に薬剤業務を運営することは困難なのが現状である。

　薬剤部のあるべき姿としてのミッションと、中長期を見据えたビジョンを定め方向性を見失わないようにしているが、当グループの所属薬剤師数は380人を超えている。これらを末端まで浸透させるには年単位の時間がかかり、かつマネジメント層となる各々の病院薬局長の役割がアウトカムを大きく左右する。マネジメント層には、定型業務を正確かつ迅速に行えることと非定型的な状況に対応可能なこと、組織の進むべき姿などを自身の行動とコミュニケーションで分かりやすく伝えていくことが求められている。

　ここでは、筆者自身の現在までの思考や取組み、ナンバー2に対する考え方について触れながら、人材育成の具体的な手法を紹介する。

■病院薬剤部を組織の中で生かすために抽出した課題と目標

　上尾中央医科グループ（以下、AMG）は、開院54周年を迎えた関東1都6県に27病院と21介護老人保健施設を開設する職員数1万7000人超の組織である。発祥からの理念「愛し愛される病院・施設」は、個々の職員に脈々と受け継がれ実践されている。ミッションとしては、「AMGは、最良の医療人を育成し、最良の医療・介護を提供します」、「AMGは、地域から職員からも愛し愛される病院・施設にします」とうたわれている。理念は今後いかなる状況においても不変でAMGのあるべき姿を物語り、ミッションは中長期の目標を端的に表している。

　臨床業務に携わる薬剤師は、適切な薬物療法推進者であり、チェッカーとしての役割を果たすため、専門知識の醸成に時間を費やし努力している。国民からの要望「薬害への不安を一掃し、安心して暮らせるようになること」が後押しになっている現状を踏まえ「望まれる病院薬剤師」を目指し、現場の薬剤師に不足し

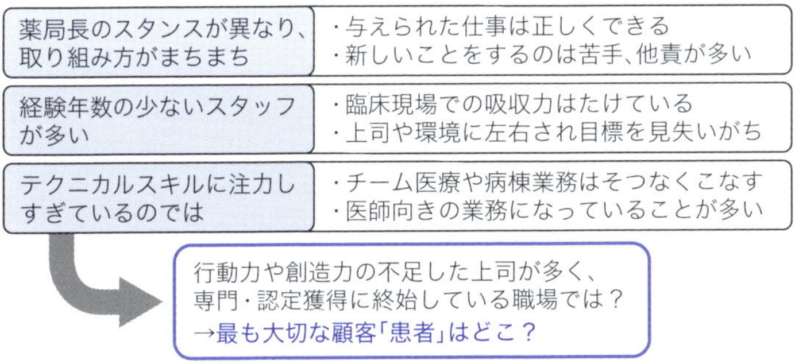

図1 AMG薬剤部で見えてきた課題

薬局長のスタンスが異なり、取り組み方がまちまち	・与えられた仕事は正しくできる ・新しいことをするのは苦手、他責が多い
経験年数の少ないスタッフが多い	・臨床現場での吸収力はたけている ・上司や環境に左右され目標を見失いがち
テクニカルスキルに注力しすぎているのでは	・チーム医療や病棟業務はそつなくこなす ・医師向きの業務になっていることが多い

行動力や創造力の不足した上司が多く、専門・認定獲得に終始している職場では？
→最も大切な顧客「患者」はどこ？

ている意識改革を行うために、新しい教育体制の構築が現場で進められていたはずである。しかしながらAMG薬剤部で見えてきた課題は、図1のようであった。

これらを踏まえた筆者の任務は、薬剤部の部長として地域の患者が不安なく暮らせるサポートができ、かつ変革や地域のニーズに柔軟に対応できる薬剤師の育成に注力することである。目標は、①AMG薬剤部内で「患者本位」の思考を醸成し続けること。②調剤技術・治療管理・薬品管理・安全管理の質をさらに高め続けること。③社会に必要とされる、AMGブランドの病院薬剤師を育成し続けること。そして④多くの同志とともに全国の病院薬剤師にAMGの取組みが定石の1つとなるようにプロモーションし続けることとした。これらの目標に向け具体的にAMG薬剤部で行うべきことを、表1に示す。患者本位で考えられる環境を整えなければ、生き残れないということになる。

表1 AMG薬剤部ですべき事柄

①AMG薬剤部所属の全ての薬剤師が患者本位の姿勢を永続して貫ける環境を整備する
②AMG各々の病院薬局において、与えられた環境を十分に生かした業務展開を創造できる環境を整備する
③AMG薬剤部の次世代を担うリーダー薬剤師を多数育成する
④AMGで培った病棟での治療管理や薬品管理体制を、定石の1つとして社会に注入していく
⑤自分より優れた考えや行動のできる人に権限委譲を行っていく

患者本位で考えるためのノン・テクニカルスキル研修の必要性と進め方

薬剤師の世界には、大学・職場を通じて自分を見つめ直す研修はなく、仕事にやりがいを見つけ、自身を向上させるような考え方は一般的でなかった。かつ、薬剤師の役割や存在意義を考え直すカリキュラム自体が存在しなかったといえる。

病院薬剤師は、今までテクニカルスキルのみを向上させ医師向きの仕事に終始してきた。もちろん質を向上させ適切な薬物療法のチェッカーとしての役割を果たすことは、大変重要だが、顧客（患者）抜きの考え方は、自己満足にな

表2 ノン・テクニカルスキル研修の具体例

対象	研修内容
新人	①調剤・薬品管理業務の意味合いを知る（保険医療制度、調剤過誤、薬品管理） ②臨床業務における記録の重要性を知る（薬剤管理指導業務・病棟薬剤業務の相違と記録） ③病院薬剤師の使命と重要性を知る（顧客視点とその要望から、何をするべきなのか）
主任職	①主任としての役割を考え直す（自身の状態を知り、今できることを考える） ②自組織・自部署のあるべき姿を考える（薬剤部のミッション・ビジョンについて考える） ③病院薬剤師の役割と存在意義を考える（目指す姿と現状のギャップから課題を明らかにし、ミッションとなる役割の具現化を行う）
係長以上管理職	①リーダーとしての役割を考え直す（部下のモチベーションの源泉を知り、向上させるための上司の役割を考える） ②リーダーとして周りを動かす（論理的思考、大事なことから決め伝える、重要思考） ③病院薬剤師の役割と存在意義を考える（目指す姿と現状のギャップから課題を明らかにし、ミッションとなる役割の具現化を行い行動に移す）

りかねない。大事なのは、「顧客志向」と「テクニカルスキル」のバランスである。「プロダクトアウトからマーケットインへ」、医療業界においても一般企業の考え方と同様の顧客視点の考え方をもつことを、社会から要求されるようになるのではないだろうか。

「望まれる病院薬剤師」になるためには、果たすべき役割を考える顧客志向の醸成と、他責にせず、それを実行させる強いリーダーシップをもったリーダーの覚悟が不可欠と考えられる。筆者らの薬剤部では、以前から行っていたテクニカルスキル研修に加え、ノン・テクニカルスキル研修（**表2**）を追加し、この2つを両輪にして研修を進めることで顧客志向とテクニカルスキルのバランスを保とうとしている（**図2**）。これらの研修を各々の階層に対してシームレスにかつ継続して行うことにより、組織全体で患者本位の薬剤業務が行える確率を高めている。

ナンバー2の育成

ナンバー2の育成は、今まで述べてきた考えや行動に賛同でき、組織の運営に協力的な人材を探すことから始まる。組織のナンバー2の素質でもあり責務ともいえることを**表3**に挙げるが、全てを満たしていることが条件ではない。いくつか抜けていても統括者になると表現は違えど自然と身についていく。言いすぎかもしれないが、逆に統括者はこれらを満たしていることが条件だと考えている。

ナンバー2になり得る人材を育てるために最も重要なことは、決して強要しないことである。人の考えを変えることは難しいが、行動は容易に変化させるこ

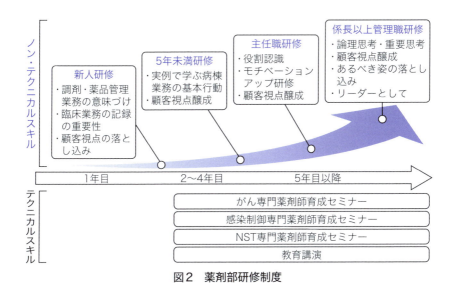

図2　薬剤部研修制度

とが可能である。人にもよるが、コンタクトし続けることも重要と考える。素質のある人は、環境さえ整えてあげれば、その環境を有効に使いおのずと育つものである。数多くの小さな成功により、こちらで想像していた以上の新しい環境もつくり出すようにもなる。権限移譲については、丸投げをせず少しずつ進めていくことで思考を停止させないようにする。アドバイスも、少しずつ減らしていくことが重要である。最終的には、その人が組織を背負う覚悟をもてるかもてないかで成長の度合いも決まってくる。

表3　ナンバー2の素質

①先人や部下の話をしっかり聞くことができ、重要思考で会話ができる
②組織の方針やガバナンスを忠実に行うことができ模範行動が示せる
③決して批判はせず、離脱しないこと
④外部環境分析ができ、偏りのない正当な見極めと判断力、行動力が伴い、先手が打てる
⑤部下の能力を正しく評価でき、育てることにたけている
⑥現時点ではなくとも、今後「志」がもてること
⑦徹底した強みを有する
⑧「誰かのために」を強く感じることができ、保身行動がないこと
⑨悪者を演じることをいとわないこと
⑩多くを背負う覚悟がもてること

　執筆していて気づいたことがある。前任者を尊敬はしていたが考え方や行動は全然違っていたことだ。違っていたからこそ統括できるようになったのかもしれない。また、統括者になってからの後輩の育成に関しては、病院薬剤師の顧客視点にギャップがあったことが始まりだった。筆者の場合、顧客視点をどうやって醸成するべきかを考えて行動し続けていることがナンバー2の育成に直結していたことに気づいたのである。

（矢嶋 美樹）

PART 2 事例 4

マネジメント層の育成

薬剤部門のマネジメント層に求められるコンピテンシーとリーダーシップ

■ 薬剤部門長に求められるコンピテンシーとは（リーダーシップ）

　コンピテンシーの定義に統一見解はないが、本項では「効果的で優れたパフォーマンス（業績や働きぶり）をもたらす人に見られる行動特性[1]」と解釈して述べる。

　医療機関は、「医療の質の向上」と「経営の効率化」の二律背反にある。「医療の質の向上」という名目の下に、医療従事者が過酷な時間外労働に就かなければならなかったり、医療機器や建物、薬剤、衛生材料、あるいは光熱水費などに多大な経費がかかる。さらに医療機関の経営は、健康保険制度、診療報酬改定、医療法改正などとの関連があり、特殊性が非常に高いものであるといえる。

　また、何よりも病に悩み、苦しむ患者とその家族のためのものであるという面がある。そのためコンピテンシー（動機、性向、技術、知識などの総体からなる）の評価は、倫理観のように時に「本人も保持していながら気づいていないもの」があるため、行動観察面談（BEI：behavioral event interview）となる。

　薬剤部門長は、医療機関において保険薬局等と異なり、医療法においては病院管理者（院長）の次に医薬品安全管理責任者として医薬品安全の最高責任者として任務に就くことが多い。さらに医療機関組織としては経営方針を実現するための1部門長の中間管理職である。一方、薬剤師という専門職集団をとりまとめる専門職長でもある。そのため病院の薬剤部門長に求められるコンピテンシーは、亀田総合病院の職務区分フレーム表（**表1**）では「経営方針を実現するために、部全体を高度な管理能力で統括するとともに、卓越した専門知識と長期的かつ豊富な実務経験に基づく専門技術により、自らの判断で業務遂行できる」職位として定義づけている。

■ 日本における病院の薬剤部門長の教育制度の現状

　日本における病院の薬剤部門長の教育制度は、日本看護協会における認定看護管理者[2]のような統一したカリキュラムや認定制度が現時点では存在しない。

表1 亀田総合病院の職務区分フレーム表(抜粋)

職務区分	職務区分定義
部長	・経営方針を実現するために、部全体を高度な管理能力で統括するとともに、卓越した専門知識と長期的かつ豊富な実務経験に基づく専門技術により、自らの判断で業務遂行できる職務である
専門職部長	・法人または部・グループの医療技術専門家として、管理者の特命事項の遂行またはプロジェクト業務の企画・取りまとめを行うとともに、卓越した専門知識と長期的かつ豊富な実務経験に基づく専門技術により、自らの判断で業務を遂行し、法人・事業部門の業績向上に貢献する職務である
室長・師長 課長	・上位者の方針を実現するために、課・グループの責任者として課・グループ全体を統括するとともに、高度の管理能力と専門能力を発揮し、部門における職務遂行を通して業績向上に貢献する職務である
専門職	・法人や部門または課・グループの技術専門家として管理者の特命事項の遂行またはプロジェクト業務への積極的参画を行うとともに、先進的な専門知識と豊富な実務経験により、自らの判断で業務を遂行し、業績向上に貢献する職務である
指導職 (主任・係長)	・医療技術・事務技術上の高度または先進的事項について上位者の概括的指示により、調査・研究・企画・対外折衝・処理等の実務または創造的な新技術の研究開発を自ら遂行する。あるいは、定められた業務を取りまとめる他、必要に応じて、下位者の指導教育等を行う職務であり、判断的要素が多く含まれる難しい専門段階である ・遂行にあたっては、相当高い専門的知識または豊富な実務経験の加わった高度の知識・技能を必要として、また、メンバーを指導統括し、職場の士気高揚と職場規律の維持、向上を図り、的確な業務処理の方策を設定して推進できる程度の判断力・折衝力・処理力・指導統率力などが具体的に発揮されなければならない職務である
主担当職	・医療技術・事務技術上のやや高度な事項について、上位者の概略指示により、担当業務について調査・研究・企画を行い、または、新技術を行うとともに、必要に応じ対外折衝・処理等の実務及び下位者への指導教育を行う職務であり、創意工夫、判断的要素が含まれるやや難しい専門段階である ・遂行にあたっては、高い専門的知識または実務経験の加わったやや高度の知識・技術を必要とし、また的確な業務処理の方策を設定して推進できる程度の判断力・折衝力・処理力・指導力などが具体的に発揮されなければならない職務である
担当職	・医療技術・事務技術上の事項について、上位者の一般的指示により、処理基準・前例などを勘案し、難しい執務的業務を行い、また、計画・調査・研究などの補佐業務を自ら遂行し、メンバーに対しては必要に応じて助言ができる職務であり、判断的要素が含まれる専門補助段階である ・遂行にあたっては、一定の専門知識または業務処理方法などについて広範囲にわたる知識・技術を必要とし、迅速かつ的確に業務処理ができる程度の判断力・折衝力・処理力などが具体的に発揮されなければならない職務である ※ただし、一定の資格免許を必要とする職務については、判断を要する複雑な定型業務を遂行する段階である
業務職	・医療技術・事務技術上の事項について、上位者の具体的指示により、処理基準・前例などのある業務を行う。または、上位者の詳細指示により与えられた業務を遂行する執務段階または執務補助段階である ・遂行にあたっては、一通りの実務経験と基礎的な専門知識または定められた範囲での一応の知識・技術を必要とし、日常業務を迅速かつ的確に業務処理ができる程度の処理力などが具体的に発揮されなければならない職務である ※ただし、一定の資格免許を必要とする職務については、定められた処理基準・多少の経験により日常定型業務を遂行する段階である

そのため医療機関独自の人事考課用の職務区分フレーム表やいわゆる旧来の年功序列制度による勤務継続年数からの自動昇格制度が多く見られる。また、外部からの病院の薬剤部門長の公募条件として「長期的かつ豊富な実務経験」が40歳以上、45歳以上といった年齢のみで、医薬品管理供給、調剤業務にとどまっていた時代のまま具体的な職務経歴になっていないことが多い。一方、薬剤師としての専門職の在り方より、大学医局からの派遣出向のように大学薬局からの学閥による病院の薬剤部門長の席が確保されているケースも見られる。

亀田総合病院における階層別人材育成制度（管理職研修）

亀田総合病院には全職員を対象とした組織横断的な教育部門である「継続学習センター」、レジデント医師・レジデント薬剤師を対象とした「卒後研修センター」がある。「継続学習センター」における管理職教育訓練計画としては、「経営倫理の確立、マネジメントスキルの向上（リーダーシップ）、高度専門知識などの習得、人材育成能力の向上」が目標に掲げられており、必修12項目、選択13項目からなる（**表2**）。内部研修は全て業務時間内に業務を外れてOff-JT（off the job traning）として対応している。外部研修としているものとしては、日本病院会により病院経営の質向上に寄与できる次世代を担う中堅職員の育成を目的に行われている「経営感覚の養成」・「多職種混合」を特色とした「病院中堅職員育成研修」[3]、JCI（Joint Commission International）本部による5日間研修（JCI practicum）[4]、日本医療バランスト・スコアカード研究学会の基礎理論講座・ワークショップ[5]、日本病院薬剤師会の医薬品安全管理責任者等講習会[6]をそれぞれ活用している。

亀田総合病院における薬剤部門長昇進条件

臨床業務の拡充が進むにつれて、病院薬剤師もキャリアパスの多様化が進んでいる。領域別コンピテンシー並びにキャリアパスは日本学術会議のチーム医療における薬剤師の職能とキャリアパス分科会が示す[7]ように流動的な人材交流を行っていく必要がある。部門長として、適切なマネジメントを実践していくには、病院のみにとどまらず、「地域医療への貢献」、「産学連携」、「薬事衛生行政との協同」、「教育研究機関との連携」など幅広い豊富な経験を得ていることが必要である。亀田総合病院における薬剤部門長の職務昇進条件で客観的数値化できる行動について自己研鑽区分を示す（**表3**）。

厳しい条件に見えるが100人以上の薬剤師、70人以上の調剤補助事務者を

表2 亀田総合病院継続学習センターの管理職教育訓練計画(抜粋)

管理職教育訓練計画目標	項目	区分	内部/外部	講義	ワークショップ
経営倫理の確立	Office365活用レクチャー	必修	内部	○	○
マネジメントスキルの向上(リーダーシップ)	人事労務管理	必修	内部	○	
高度専門知識などの習得	人事労務/財務会計/経営管理研修	必修	外部	○	
人材育成能力の向上	医薬品安全管理者研修	必修	外部	○	
	PDCAサイクルをまわすコツ	必修	内部	○	
	研究倫理講習(基礎)	必修	内部	○	
	JCIを学ぶ	必修	外部	○	○
	ISOを学ぶ	必修	内部	○	
	BSCを学ぶ	必修	外部	○	○
	コーチング研修	必修	内部	○	○
	チームステップス研修	必修	内部	○	○
	メンタルヘルスマネジメント研修「ラインケア」	必修	内部	○	○
	相手に「伝わる」プレゼンテーション研修	選択	内部	○	○
	アドラー心理学	選択	内部	○	
	意図を理解するコーチング	選択	内部	○	○
	環境を活気づける方法	選択	内部	○	
	研究倫理講習(応用)	選択	内部	○	
	信頼関係の構築	選択	内部	○	○
	診療報酬介護報酬研修	選択	内部	○	
	タイムライン研修	選択	内部	○	
	ニューロロジカルレベル	選択	内部	○	○
	発想の転換	選択	内部	○	
	病院経営と財務諸表の読み方	選択	内部	○	
	メタ成果とは	選択	内部	○	○
	目標を創る	選択	内部	○	○

画一的な管理ではなく、それぞれ個々に適切な目標設定を行い評価し年次的にキャリアアップに導いていくためには当然の条件であると考える。

今後の薬剤部門長の人材育成に必要なこと

日本の病院薬剤師は品質管理、情報管理、コスト管理は進んでいるが人材管理が遅れている。ミドルマネジャーまでは薬剤部門長という上位評価者が存在

表3　亀田総合病院の薬剤部門長の職務昇進条件（自己研鑽区分）

区分	項目	内容	到達基準
社会貢献	国際交流	国外薬剤師、留学生の受け入れ	1回以上
	地域貢献	学校薬剤師	任期1期以上かつ継続していることが望ましい
	他専門職大学等	薬理学/薬物動態学等の講義	任期1期以上かつ継続していることが望ましい
	市民・他職種の研修会などの企画あるいは講演	市民公開講座/看護の日のお薬相談	1回以上
	患者への研修会などの企画あるいは講演	各種教室での講義、患者会との交流	1回以上
	薬科系団体などの役員・委員	病院薬剤師会理事や委員等	任期1期以上かつ継続していることが望ましい
	国・県・市町村の行政に関する委員等	行政の薬事衛生関連の委員会等	任期1期以上
学術研究	薬剤師に関する研修会などの設立・運営	地域薬剤師の研修会	1回以上
	学会・研究会発表	研究責任者/研究分担者	それぞれ1回以上かつ国際学会1回以上
	学会・研究会運営	学会長/講演講師/シンポジスト/座長/一般参加	それぞれ1回以上
	研修認定プログラムへの参加	認定プログラム委員や試験作成委員等	それぞれ1回以上
	論文	複数査読制/専門誌/専門書執筆	それぞれ筆頭、共著を1回以上
	競争獲得研究	学会研究助成や科研費等	1件以上
専門認定	チーム医療系	各種学会（JSPENや緩和医療等）	1つ以上かつ継続していること
	認定専門薬剤師系	各種学会（専門薬剤師や指導薬剤師等）	1つ以上かつ継続していること
	マネジメント系	MBA/BSC指導者/医療経営士等	1つ以上かつ継続していること
教育基盤	大学院卒（社会人大学院含む）	修士以上	

するものの、薬剤部門長には同部門内での上位評価者が存在しないため、リーダーシップ理論で考えても、時代、生まれつき、行動経験によるもの、強いビジョンをもっていることなど、さまざまな要因が影響してくる。

　さらに各医療機関において環境が異なるため、薬剤部門長の定年直前に業務引き継ぎが形式的に行われることが多い。まずは職位別領域別の職務記述書（job description）を明記策定した上で、ミドルマネジャーの時点で薬剤部門

長のリーダシップを醸成させるために、参加型でBEIを活用し形成的かつ総括的に評価指導を行っていく必要がある。

●文献
1) Klemp GO：Job competence assessment: defining the attributes of the top performer．The pig in the python and other tales（ASTD Research Series，8：55-67），ASTD，Alexandria，1982．
2) 日本看護協会：認定看護管理者とは．http://nintei.nurse.or.jp/nursing/qualification/cna，2018年1月31日アクセス．
3) 日本病院会：病院中堅職員育成研修．https://www.jha-e.com/moc/，2018年1月31日アクセス．
4) Joint Commission International：Practicums．
https://www.jointcommissioninternational.org/，2018年1月31日アクセス．
5) 日本医療バランスト・スコアカード研究学会フォーラム／ワークショップ／基礎理論講座．http://www.hbsc.jp/fom_works/01_thisyear.html，2018年1月31日アクセス．
6) 日本病院薬剤師会ホームページ．https://www.jshp.or.jp/，2018年1月31日アクセス．
7) 日本学術会議薬学委員会チーム医療における薬剤師の職能とキャリアパス分科会：提言 薬剤師の職能将来像と社会貢献．平成26年1月20日．

（舟越 亮寛）

PART 2　事例 5

病院トップマネジメント補佐の育成

病院トップマネジメント補佐の役割とコンピテンシー

●● 病院全体のミッションを見据え薬剤部門を機能させる必要性

　病院トップマネジメントを補佐する立場にある薬剤師に不可欠な視点は、病院全体のミッションを実現するために薬剤部門をどう組織し、運営するべきかにある。ともすれば「薬剤師の職域をどうやって拡大するか」、「いかにして薬剤師を増員するか」などといった「薬剤師」を主語とした議論が幅を利かせているが、薬剤師目線のみで訴えられる一方的な提案は、病院管理者にとって説得力に欠ける。病院機能の捉え方も重要であり、薬剤師が自施設のことを「病床数300床の公立病院です」と説明するなら、病院をまず、規模と経営母体で捉えているということになる。一方、「○○地域の基幹病院として、優れた人材を登用し、最先端の機器を導入して、急性期高度医療の提供に力を注いでいます」とか「患者さんが人生の最期のひとときを安心して過ごせる場を提供する病院です」などとその病院のミッションが端的に説明される場合、それを支える薬剤師の役割が鮮明にイメージできる。病院トップマネジメントを補佐するにふさわしいコンピテンシーを有している薬剤師は、病院のミッションとビジョンを見据え、その病院を構成する一要素としての薬剤部門をいかに機能させるかについて、明確な答えをもっているといえよう。

●● 自施設の機能を理解する

　団塊の世代が後期高齢者となる2025年に向けて日本の医療体制は大きく変わろうとしており、医療施設の機能分化と地域包括ケアシステムによる地域の医療と介護の再構築は喫緊の課題である。各医療機関は、2025年の医療需要を見据えつつ「病院機能報告制度」に基づいて、現在担っている・将来担おうとする医療機能を病棟単位で都道府県に報告し、それに基づいて地域医療のビジョンが策定されている。首都圏など一部を除いては、2025年に向けて急性期病床を大幅に減らし、回復期病床の不足を補っていく、病床全体は減らし在宅医療を進める必要があると考えられており、医療機関の統廃合、建替え、病

表1 病床機能報告制度における各病棟の病床が担う医療機能について

医療機能の名称	医療機能の内容
高度急性期機能	・急性期の患者に対し、状態の早期安定化に向けて、診療密度が特に高い医療を提供する機能 ※高度急性期機能に該当すると考えられる病棟の例 　救命救急病棟、集中治療室、ハイケアユニット、新生児集中治療室、新生児治療回復室、小児集中治療室、総合周産期集中治療室であるなど、急性期の患者に対して診療密度が特に高い医療を提供する病棟
急性期機能	・急性期の患者に対し、状態の早期安定化に向けて、医療を提供する機能
回復期機能	・急性期を経過した患者への在宅復帰に向けた医療やリハビリテーションを提供する機能 ・特に、急性期を経過した脳血管疾患や大腿骨頸部骨折等の患者に対し、ADLの向上や在宅復帰を目的としたリハビリテーションを集中的に提供する機能（回復期リハビリテーション機能）
慢性期機能	・長期にわたり療養が必要な患者を入院させる機能 ・長期にわたり療養が必要な重度の障害者（重度の意識障害者を含む）、筋ジストロフィー患者又は難病患者等を入院させる機能

（厚生労働省：平成29年度病床機能報告報告マニュアル，平成29年9月．より）

棟構成の再構築がさらに進むことが予想される。病院トップマネジメントを補佐する薬剤師は当該の地域医療ビジョンを理解した上で、自施設の機能の変化を正確に把握することにより、求められる薬剤業務の新たな構築に力を注がなくてはならない（表1）。

医薬品に関わる経営判断に主体性を発揮する

　病院トップマネジメントを補佐する薬剤師は医薬品に関わる経営判断に主体的に関わるべきである。採用医薬品選定に関わる経営努力は、エッセンシャルドラッグを中心とした構成、定期的な使用頻度調査による採用品目の削除、効率的な後発医薬品の導入により達成されるべきである。いわゆる「一増一減」といった画一的な制限は何ら医学的根拠をもたない。採用医薬品選定を主体的に行う上では、薬剤部門の優れた情報収集、評価能力が求められる。製薬企業から提供される情報のみならず、自ら薬学的専門性を発揮して薬物治療の進展、新薬の開発動向を常にキャッチアップし、熟知することにより、院内で最も医薬品を評価する能力を有する部門としての信頼を得ることが肝要である。最近は欧米で定着している「フォーミュラリーマネジメント」の概念の必要性を認める医療機関も増えつつある。費用対効果を適切に評価した上で、薬剤選択の優先順位を医療機関レベルでコンセンサスを構築する。さらに個々の患者の背景や病態に応じてそれを処方に反映することで、医薬品の適正使用と医療

経済への効果を期待するものである。優れた新薬を効果的に安全に使いこなせる環境を提供することは、質の高い薬物治療を実現することで医療機関そのものの価値を高めることにもつながる。

他職種の機能を理解し、連携の中から薬剤師の貢献を引き出す

病院トップマネジメントを補佐する薬剤師は他職種の特性を十分理解している必要がある。

職種により各医療機関での運営上、経営上の貢献の在り方は異なる。例えば現状の理学療法士においては診療報酬制度上の評価から、人員を確保することが直接病院経営改善につながり、人件費も賄える。一方、薬剤師に直接関わる診療報酬は、薬剤管理指導料、病棟薬剤業務実施加算、がん患者指導管理料3や薬剤総合評価調整加算など高度な薬学的専門性を発揮することが求められるが、それらから得られる収入を全て足し合わせても薬剤師の人件費の一部を賄えるにすぎない。

他方、人件費やマンパワーの充足度から、薬学的専門性の発揮により医師の業務負担を軽減することは、病院運営や経営上も有益である。筆者が院長補佐を務める当院の例を挙げると、全ての病棟に薬剤師を常駐させ、特に集中治療室、救急救命センターに薬剤師を重点配置し病棟回診から医薬品管理まで幅広い業務を担当している。また、手術部サテライトファーマシーを設け、医薬品の安定供給はもとより、麻薬や毒薬などの管理対象薬剤を薬剤師主導で管理している。その結果、麻酔科医師の負担軽減に貢献し、月に1000件を超える手術の実施を支えている。外来化学療法センターにはサテライトファーマシーを設置し、がん化学療法のレジメン管理、抗悪性腫瘍薬の無菌調製、がん患者の薬剤指導と副作用マネジメントを実施している。高度急性期病院として在院日数の短縮は大きな課題であり、入院前準備センターでの常用薬把握に基づく処方提案や、退院調整における転院先医療機関や在宅医との処方整理、薬剤情報提供書の作成などは病院運営にも貢献している。

病院トップマネジメントの観点から薬剤師が行うことで安全性や効率性の向上する業務を見極め、必要な人員を確保しながら業務を展開していくことが肝要である。真の成果は、病院全体のミッションにいかに貢献し得るかにかかっている。

高い志をもって研鑽を

 新しい時代に活躍できる薬剤師を育てるためには、それぞれが希望する将来像を明確に描き、実現のためにたどるべき具体的な道筋や方法を目に見える形で呈示する必要がある。身近に手本となるロールモデルがあれば最も効果的であるし、自分に対してアドバイスを与えてくれるメンターを得られれば、若手のみならず管理職クラスでも日々学び続けられるであろう。病院トップマネジメントを補佐する薬剤師は、最も高い目標であり、心のよりどころでもありたい。高い志をもった薬剤師が適切な研修システムやロールモデルやメンターを得て研鑽を積み、我が国の医療、薬物治療イノベーションをけん引し得る人材が育つことを期待している。

(橋田 亨)

PART 3
薬剤部門における人材育成と組織目標達成

PART 3 事例 1
岡山大学病院

大学病院で働く薬剤師の責務を果たす薬剤師の育成

● 岡山大学病院

所在地	岡山県岡山市
病床数	855床（一般819床、感染症2床、精神34床）
人数	薬剤師80人、薬剤師以外10人

カリキュラムの特徴

　岡山大学病院（以下、当院）では、大学病院で働く薬剤師の責務（臨床、研究、教育）を果たす薬剤師の育成をビジョンに掲げ、反転学習（自分で知識を習得してから、応用力を育成する教育方法）の手法を取り入れた薬物治療の勉強会を実施している。

　Web上での自己学習ののちに、集合研修で症例シナリオに基づきグループディスカッションを行う。講義形式での単なる知識の習得ではなく、能動的な学習を通じて、臨床薬剤師として必要とされる思考力、判断力、課題解決能力を習得することを目標としている。

　一方、新人薬剤師それぞれが必要とするサポートの内容は異なっているため、メンター制度を導入している。メンター制度では、大学病院で働く薬剤師としての基礎づくりをサポートすることを目標としており、約半年間の期間に面談を通じて、まずは仕事に慣れるためのサポート、その後は、将来のキャリアにつながる支援も行っている。

育成による組織への効果

当院では、新人薬剤師でも入職後5か月で1人で行う当直業務を含めた時間外勤務に就く。そのため、調剤業務に関わる知識とスキルを約5か月で身につける必要がある。

入職後はまず、調剤室の配属となる。調剤を単なる作業にせず、臨床薬剤師として必要とされる薬剤の基礎知識を身につけるために、症例に基づいた考え方は必須である。病棟業務のように患者と直接接する機会がなくても、症例シナリオを用いたグループディスカッションを定期的に行うことで、処方箋から患者背景を考えるスキルを養う一助となっている。

また、日常業務を直接指導する薬剤師以外の先輩薬剤師がメンターの役割を担うことで、日常業務の中ではなかなか触れることのない職場のルールや社会人としての心構えなどを知ることができる。メンター制度により、それぞれの新人薬剤師の成長に合わせて心配事に合わせたアドバイスが可能となった。

(千堂 年昭、猪田 宏美)

研修を受けて

勉強会で実際の症例シナリオを基に学習することで、患者をイメージしつつ、臨床現場で生かせる薬物治療について学ぶことができた。新人薬剤師同士のグループディスカッションを通して、自分では気づかなかった患者の問題点を見つけることができ、またそれに対してどうアプローチしていくかを話し合う中で、「臨床薬剤師はこういう知識も必要だ」と知識欲が湧いた。普段の調剤業務の中でも気になる処方箋を見かけたら、診療録を調べたり病棟薬剤師に質問したり積極的に知識を身につける行動につながったと思う。

また、メンターとの面談では、社会人であることの再認識や当直業務に向けて知っておくことに漏れがないかの確認ができ、自分自身を振り返るきっかけとなった。メンターが先輩薬剤師ということもあり、日頃言えなかった悩みや自分で解決できない問題について相談できることで、メンタル的にも安定して仕事に励むことができた。

研修全体を通して、臨床薬剤師に必要な問題解決力の武器となる基礎を身につけ、また先輩薬剤師のサポートのおかげで大学病院の薬剤師である自覚をもちつつ、自分なりのペースで成長することができた。

(三喜 明子)

PART 3 事例 2

赤穂市民病院

チューター制度の導入による新人教育制度の構築
～前年度の反省を生かして～

● 赤穂市民病院

所在地	兵庫県赤穂市
病床数	396床（一般392床、感染症4床）
人数	薬剤師20人、薬剤師以外5人

カリキュラムの特徴

　赤穂市民病院（以下、当院）では、新人薬剤師が組織を理解し、不安なく目標をもって職場に適応できるよう、2015年度（平成27年度）より看護部のプリセプター制度を参考にしたパートナーシップ制度を導入した。しかし、パートナーシップ制度では薬剤部内での情報共有が不十分であったことや指導者の業務負担が過多になったなどの反省点を踏まえて、2017年度（平成29年度）から各新人にチューター（相談役）を配置し、薬剤部全員で教育するチューター制度に改定した。

　新人薬剤師に対し、同性の主任薬剤師を1人ずつチューターとして配置し、社会人基礎力の修得、日直業務、宿直業務、病棟業務を段階目標として、1年間の新人教育研修スケジュールを立て指導を行った。新人業務内容のチェックリストや業務日誌の記入により、チューターが業務の習熟度や問題点を随時把握し対応した。薬剤部スタッフ全員の情報共有ツールとして、調剤室に新人教育のスケジュール、業務進達状況表、そして新人がやってみたい業務または不安な業務内容を記入する連絡ボードを設置し、新人教育の情報共有を行った。

育成による組織への効果

　各業務の指導・教育は現場リーダーが責任者となり、全員でOJT教育を行うことで、チューターの業務並びに精神的負担の軽減になった。チューターが毎日、新人の業務日誌を確認し、定期的に業務チェックリストを用いて習得度

を確認・評価することで、新人が研修スケジュールに沿って確実に業務を習得することができた。また、疑問・質問がある場合は、説明者に新人が自ら聞きに行き、自己解決する方法をとることで、新人の自主性を養うことができた。新人の習得度をスタッフ全員で情報共有するための連絡ボードを設置することで、該当業務を優先的に新人に繰り返し指導でき、習得度の向上につながったと考える。

　薬剤師が専門性を生かし、患者のためによい医療を提供するためには、社会人として働き始める入局時の教育が基盤となり重要である。新人教育を通じて薬剤部スタッフ全員が「学ぶ心」を大切にし、自ら知識と技能を高める努力を日々心がける習慣を身につけることができる。人を育てることのできる薬剤部を目指すために、薬剤部一丸となって新人教育制度をより充実させていきたい。

（室井 延之、樋本 繭子、高瀬 尚武）

研修を受けて

　薬剤師として働き始めるにあたり、多様な業務を安全・確実にこなしていくことができるのか、また職場環境に慣れることができるのかなどの不安が多くあった。当院のチューター制度では、新しい業務の開始前に業務内容についての説明を受け、チェックリストによって習得すべき内容が明確となっている。

　各業務は開始時期がおおよそ決まっているが、個人に応じて臨機応変に調整ができ、事前にどのような業務か自己学習することができた。そしてベテラン薬剤師にその日の学びについて業務日誌を通じてチェックしてもらえるため、業務を正確に、自信をもって学んでいくことができた。また、業務の習得度をチェックする連絡ボードによって、薬剤部全体で研修の進行度を共有してもらえ、未経験の業務や不安に思っている業務を優先的に習得することができた。

　日々の業務日誌は知識や技能を定着させるとともに、翌日にチューターの評価や指摘を受けることができ、自己での業務の習得度把握に有用であったと感じる。事前に十分な説明を受けることで、病棟業務や宿日直業務にもスムーズに取り組むことができた。到達目標がチェックリスト等によって明確なことで、研修を受け身ではなく自主的に取り組むことができ、自己研鑽に努める習慣が身についた。

（檀 和貴）

PART 3 事例 3

社会医療法人三愛会 大分三愛メディカルセンター

基本的臨床医学知識の習得を目指した基礎講習

●大分三愛メディカルセンター

所在地	大分県大分市
病床数	179床（一般179床）
人数	薬剤師12人、薬剤師以外2人

カリキュラムの特徴

　研修医と同等の基本的臨床医学知識（生理学、解剖学、心電図、血液検査値の読み方等）を習得すれば、医師と診療上のフォーカスを共有した薬学的臨床介入を一般業務にできる可能性がある。

　大分三愛メディカルセンター薬剤部は基本的臨床医学知識を有し、医師と協働で薬学的臨床介入を実践している薬剤師を招聘し、全体的な臨床力向上に着手している。その一方で、基本的臨床医学知識の習得には上位薬剤師の指導に加えて個々の継続した研鑽が必須であるが、通常業務と並行して医学的な理論体系を学ぶのは容易ではない。そこで、補助講習として新人薬剤師と希望者に、「呼吸器」、「循環器」、「腎臓」、「血液」の項目で試行的に約10時間の個人講習を実施している。今後は「消化器」、「肝・胆・膵」、「神経」、「内分泌」、「酸塩基平衡」等を加えつつ、既存の4領域も改訂を行い1〜2年目薬剤師のための基盤をつくるカリキュラムとして精度を高めていく予定である。

育成による組織への効果

例えば、誤嚥性肺炎について示すと、次のようになる。

> 誤嚥性肺炎は誤嚥に伴う細菌性感染症で、**肺実質**の**拡散障害**による**Ⅰ型呼吸不全**であり、**右主気管支が鋭角**であることから右肺に多く発症しやすい特徴を有する。通常は$PaCO_2$は正常値を示すが、慢性閉塞性換気障害を基礎疾患にもつ患者の場合は**換気障害**も併発しており、$PaCO_2$高値の**Ⅱ型呼吸不全**を呈しやすく、O_2投与時においては**CO_2ナルコーシス**に注意する必要がある。万が一、CO_2ナルコーシスを発症した場合は、**人工呼吸管理**による**陽圧換気**を行いCO_2の排出を行う必要がある。

このようなことを研修医は当たり前に理解しており太字部分を解説しながら一般人に説明もできるが、本カリキュラム修了後の薬剤師もそれに近い技術を得ることができる。本カリキュラムは、上位薬剤師の指導や診療録上の診療経過を理解するための基盤をつくることに貢献できている。

(山田 雅也)

研修を受けて

> 今回の講義では、呼吸器、循環器、腎臓及び血液の各領域におけるそれぞれの解剖や基本的な働きに始まり、異常が生じるメカニズムや異常を知らせる体の反応について主に学んだ。さらに、これらの知識を有していると実際の臨床でどのようなことが読み取れるのか、読み取ったことをどう生かしていくのかについて、実際の症例を交えて丁寧に指導していただいた。
>
> この研修を受ける前は診療録を見ても知らないことが多すぎ、内容をほとんど理解できなかった。しかし、研修を受けたことにより、診療録の中で医師や上位薬剤師が何を知りたいのか、そのためにどのような点に着目しているのか、何の検査をしているのかなど、一端ではあるが医師の意図をうかがい知ることができるようになった。また、診療録内容を少し理解できるようになったことで、研修を受けただけの自分ではいかに知識不足であるかということを自覚できた。
>
> 今回の講義だけで満足するのではなく、これからの勉強の足がかりとしてさらに精進していくことが肝要であると感じた。

(吉冨 立樹)

PART 3　事例 4

医療法人社団緑成会　横浜総合病院

OJT、Off-JTの活用による臨床薬剤師の育成

● 横浜総合病院

所在地	神奈川県横浜市青葉区
病床数	300床（一般300床）
人数	薬剤師33人、薬剤師以外4人

カリキュラムの特徴

　横浜総合病院（以下、当院）では、1990年（平成2年）から薬剤師の病棟常駐を開始、2012年度（平成24年度）から病棟薬剤業務実施加算を取得し、その中で、ファーマシューティカルケアを実践する臨床薬剤師を育成している。

　ファーマシューティカルケアの実践には、病態の理解、薬物治療の評価、医薬品情報の収集・評価が重要となるため、経験年数の浅い職員の病棟配置時は、数か月間、経験の豊富な薬剤師と業務を行うOJT（on the job training）を導入した。また、Off-JT（off the job training）として、経験年数の異なる職員間でのチーム制、業務終了後に処方支援内容を報告する場を設け、1～2週に1回のペースで症例検討会も開始した。

　さらに、その基盤づくりとして、外部勉強会である「薬物治療塾」への参加、各領域に応じた学会の参加、3年目以降の学会発表、6年目以降の関連分野での専門認定資格の取得を推奨している。また、これらは毎年バランスト・スコアカード（BSC：balanced scorecard）を用いて、計画的に運用している。

育成による組織への効果

　前述の育成計画を通じて、病棟担当者のローテーション、新規担当者の配置後も、処方提案件数は3300件前後/年、採択率は95％前後で推移しており、薬剤管理指導件数は、2012年度（平成24年度）の月平均1000件前後から、

2017年度（平成29年度）は月平均1300件前後まで上昇した。また、病棟業務では2014年度（平成26年度）から、外来業務では2016年度（平成28年度）からプロトコルに基づく薬物治療管理を開始し、治療薬物モニタリング（TDM）件数の増加を認めた。

さらに、2014年（平成26年）以降の学会発表数は20～30件/年、論文投稿数は1～2報/年となり、領域別の専門・認定薬剤師の新規取得者数・延べ取得者数は、2012年度（平成24年度）の新規3人・延べ5人から、2017年度（平成29年度）には、新規13人・延べ33人となった。

また、医薬品適正使用の観点から、原著論文、審査報告書の情報を評価し、新薬採用時に有効性・安全性情報の提供、院内使用基準の策定などを実施した医薬品は2014年（平成26年）4月～2017年（平成29年）12月で72品目であった。

当院では、前述の育成手法とBSCの活用によって、これらの成果が得られていると考える。

（関根 寿一、佐村 優）

研修を受けて

私は当院に入職して6年目であるが、最初の1年間は中央業務にて研鑽を積み、2年目から循環器病棟に配属となった。病棟配属時、対面した患者の多くはさまざまな合併症を有しており、私だけでは解決できないような多くの問題に直面した。そのため、OJTにて指導薬剤師からの視点を学ぶとともに、Off-JTとして、自施設の症例検討会、外部勉強会への積極的な参加を通じて、各薬剤の薬物動態情報や臨床試験結果の評価方法なども学び、問題解決に努めた。その結果、徐々に臨床判断、問題解決能力は向上し、薬剤の選択、用量の提案などが自信をもって行えるようになった。

また、3年目から、院内使用基準の作成、その後の使用実態調査を学会などで発表することで、さらなる薬物治療を評価する力の向上につながったと考える。さらに、病棟業務を通じて、前述の評価項目や個々の患者に応じた処方提案と服薬支援を実践することで、適切な薬物治療につながる機会も増え、他職種や患者より感謝の言葉をいただけるようになった。

中堅となった現在では、BSCの作成、後輩育成に携わる機会が増えたが、組織内での自分の役割を理解し、さらなる発展に努めるとともに、専門資格の取得も目指したいと考える。

（内田 仁樹）

PART 3 事例 5

大垣市民病院

「チーム制」と「見える化」による人材育成

●大垣市民病院

所在地	岐阜県大垣市
病床数	903床（一般857床、感染症6床、結核40床）
人数	薬剤師56人、薬剤師以外8人

カリキュラムの特徴

大垣市民病院薬剤部ではKPI（重要業績評価指標）として、
①インシデント・アクシデント件数
②プレアボイド報告件数
③薬剤管理指導件数
④チーム医療における薬剤師の介入件数
⑤学会発表・論文投稿数
の5つの項目を挙げている。

病棟は、ICU、救急病棟を含む18病棟あり、各病棟を薬剤師2〜3人で担当する。病棟担当薬剤師を5つのチームに分け、各々チームリーダーを置いている。リーダーは、各病棟時間（週20時間以上）の時間調整と管理、薬剤管理指導等の記録確認と指導、薬剤管理指導件数の確認と管理等、特に若手薬剤師への指導を中心にチーム内の管理を行う。その他、薬剤師外来における指導件数・指導内容、ICT介入件数・提案内容、抗がん薬調製件数等は月ごとにデータ化して報告する。

研究活動においても、オンコロジー、感染、中毒をはじめ12の研究チームがあり、各々チームリーダーを置いている。薬剤師はいずれかの研究チームに属し研究活動を行う。

育成による組織への効果

　各病棟薬剤師は、時間内及び時間外病棟時間、ハイリスク薬説明件数、持参薬確認件数、退院時指導件数、薬剤管理指導件数等を毎日報告する。さらに業務報告として、疑義照会、処方提案、その他の提案、副作用報告、問合せ等の内容を入力する。プレアボイドに関連する内容であればプレアボイド報告をする。プレアボイド報告件数は約150件/月と以前より増加している。

　研究活動に関しては、薬剤師が関わることによるアウトカムをデータで示すことを心がけている。学会発表後、3か月を目途に論文を作成する意識で取り組んでいる。ICT薬剤師の介入によりMRSA菌血症患者における30日死亡及び入院死亡はそれぞれ有意な減少が見られた。がん領域に関しても、薬剤師外来の成果として服薬アドヒアランスの向上、治療完遂率の向上等のデータを示している。2016年度（平成28年度）の学会発表数は28題、論文数は17報と成果が挙がっている。

（吉村 知哲）

 研修を受けて

　私は、入職4年目で現在は消化器外科・消化器内科病棟を担当している。病棟業務時間は6時間/日で、業務内容は、持参薬・術前休薬の確認、ハイリスク薬・がん薬物療法の説明、術後内服薬再開確認、退院指導などである。病棟薬剤業務実施加算の算定に必要な薬学的管理に加え、薬剤管理指導件数は約45件/月、プレアボイド報告件数は約15件/月である。病棟のチームリーダーをはじめ先輩薬剤師により薬剤管理指導記録の確認・指導を受けられる体制にあるため、適切な指導記録が記載できていると考える。プレアボイド報告では、報告システムが確立されたことで報告する意識が高まり、また他の薬剤師の報告内容も参照できるため刺激となり、件数も以前に比べて増加している。

　研究チームではオンコロジーと漢方チームに所属している。学会発表、論文投稿においてもリーダーをはじめとした先輩薬剤師から指導を受けられる体制にある。私自身は、これまでに学会発表2題、論文1報（Mol Clin Oncol, 7：125-130, 2017.）の成果を挙げている。まずは、幅広い知識を身につけ、将来的にはがん専門薬剤師の資格を取得し、安全・安心ながん医療に貢献できる薬剤師を目指したい。

（三岡 麻千子）

PART 3 事例 6

社会福祉法人恩賜財団 済生会横浜市南部病院

ミドルマネジャーの自立支援

● 済生会横浜市南部病院

所在地	神奈川県横浜市港南区
病床数	500床（一般500床）
人数	薬剤師30人、薬剤師以外6人

カリキュラムの特徴

　ミドルマネジャー育成のためのプログラムがあるかといえば回答は難しい。チャレンジシート面談は定期的に行っているが、役職者では一般職とその内容が異なること、部下の人事考課や人材育成について筆者から機会をつくって講義をすることぐらいである。一番大切なのは、ミドルマネジャーとは何をなすべきか悩んでいるタイミングでの的確な声かけである。

　薬剤部長室にはマネジメント関連書籍棚をつくっており、これらは自主研修に活用されている。初級管理者の肩書の時点では小集団のリーダーとして、リーダーシップとフォロワーシップを合わせてOJTを通して学んでいく。上級役職者には毎年薬剤部門BSC作成のリーダーを任せ、より大局的な視点をもった将来の薬剤部長候補を育てることを視野に置き、特にこの世代には、他の薬剤部上級職（同世代）との交流を推奨している。

　これらの手がかりをつくり、それぞれが自発的に行動できる方向にもっていくのが薬剤部長の務めである。

育成による組織への効果

　組織においては役職者の権限が明確であり、組織ピラミッドがしっかりしていることが原則である。自分の業務上の部下はだれか・上司はだれか、ラインが明確でないと組織運営に支障を来す。プロジェクトチームをつくると組織横断的な業務となるが、普段の業務との調整を図って進めている。

　薬剤部内の管理会議（主任以上、毎月1回、約2時間）において、出席者は業務報告・提案の機会として捉え、全員が参加している意識が強い。そこでの発言はそこにとどまらず、部下とコミュニケーションを図った結果として、業務改善案や遂行結果報告がなされる。常にPDCAサイクルを意識し、成果が出されている。

　我々上司はマネジメントを学ぶ機会を彼らに与え、そのチャンスを生かせる人材が将来のトップリーダーとなれると確信している。さらには自分も成長しなければ自分を超えるリーダーをつくれないと考えている。常にミドル層に対するアプローチを続けることが組織を強くする。

（佐藤　透）

研修を受けて

　研修を経験する以前はマネジメントについて教わる機会・学ぶ機会もなく、どのようにすればよいのか分からず、先輩マネジャーたちのやり方を見よう見まねで、"がむしゃら"に取り組んでいたように思う。目先の成果を求めて、場合によっては「自分でやった方が速い」と、部下に仕事を振ることもなく孤軍奮闘していた。主任や係長といったミドルマネジャーの役割も理解していなかったようにも思う。

　研修では部門BSCを作成し、病院の経営状況や経営戦略を踏まえて目標を立て、実行すること、成果や達成度の評価や分析を基に、業務目標や改善していく手法を学ぶことができた。自身の職場でBSCを実践し、業務目標の達成やその成果を挙げることでBSCの効果を実感することができた他、自身の達成感や業務に対するやりがいも生まれたと思う。また、ミドルマネジャーが主体となってBSCをスタッフ全体で共有することにより、マネジャーと現場スタッフとの問題点の共有や部門の方向性を統一し、スタッフ全体の一体感を生むことができた。かつては個人で闘って少ない成果を挙げていたが、現在では部門全員で同じ方向に向かって、たくさんの成果を挙げられていると実感している。

（深沢　貴志）

索引

数字・アルファベット

8つ星薬剤師 …………………… 32
BSC …………………………… 42, 70
CF ……………………………… 34
KPI ……………………………… 72
Off-JT ………………………… 70
OJT ……………………………… 70
PDF ……………………………… 34
PM理論 ………………………… 19
XY理論 ………………………… 13
X理論 …………………………… 13
Y理論 …………………………… 14

あ

衛生要因 ………………………… 15

か

外的要因 ………………………… 15
科学的管理 ……………………… 13
学習効果曲線 …………………… 25
管理職研修 ……………………… 54
基礎講習 ………………………… 68
キャリアパス …………………… 30
教育ラダー ……………………… 38
行動理論 ………………………… 19
コンセプト理論 ………………… 21
コンピテンシー ………… 34, 52, 58
コンピテンシーフレームワーク
 ………………………………… 34

さ

重要業績評価指標 ……………… 72
条件適合理論 …………………… 19
自立支援 ………………………… 74
専門職能開発フレームワーク …… 34
組織学習 ………………………… 25
組織管理 ……………… 11, 12, 25

た

タスク …………………………… 13
チーム制 ………………………… 72
チューター制度 ………………… 66
テイラー ………………………… 13
動機づけ・衛生理論 …………… 14
動機づけ要因 …………………… 15
特性理論 ………………………… 19
トランザクティブメモリー …… 25

な

内的要因 ………………………… 15
ナンバー2 ……………………… 48
ノン・テクニカルスキル研修 …… 49

は

ハーツバーグ …………………… 14
ハウス …………………………… 20
パス・ゴール理論 ……………… 20
バランスト・スコアカード
 …………………………… 42, 70

反転学習 …………………………… 64
病院トップマネジメント補佐 ……… 58
ファーマシーマネジメント ……… 10
フィードラー ……………………… 20
プレイングマネジャー …………… 46

ま

マグレガー ………………………… 13
マトリクス型組織………………… 16
見える化…………………………… 72
三隅 ………………………………… 19
ミドルマネジャー ……………… 44, 74
ミンツバーグ …………………… 22, 45
メンター制度 ……………………… 64
モチベーション …………………… 22

や

薬学教育モデル・コアカリキュラム
 …………………………………… 36
薬剤部門教育ラダー ……………… 40
薬剤部門長 ………………………… 52
薬剤部門長昇進条件 ……………… 54

ら

ラーニングカーブ………………… 25
リーダーシップ …………………… 19
リーダーシップ論 ………………… 20
リッカート ………………………… 44
臨床薬剤師 ………………………… 70
ルービック評価…………………… 34
レジデント薬剤師………………… 54

薬ゼミファーマブック

ファーマシーマネジメント3
薬剤部門における階層別人材育成の理論と実践
ヤクザイ ブ モン　　　カイソウベツジンザイイクセイ　リ ロン　ジッセン

2018年4月13日　初版第1刷発行

編　集　　赤瀬　朋秀
　　　　　アカ セ　トモヒデ

発行人　　穂坂　邦夫
発行所　　株式会社薬ゼミ情報教育センター
　　　　　〒350-1138　埼玉県川越市中台元町1-18-1
　　　　　TEL／FAX　049-241-5445

編集室　　学校法人医学アカデミー　出版課
　　　　　〒101-0054　東京都千代田区神田錦町3-18-3　錦三ビル5階
　　　　　TEL　03-3518-8243／FAX　03-3518-8244

©2018　落丁・乱丁はお取り替え致します。　　　ISBN978-4-904517-79-6